CICATRISATION POUR ACTIVER LE THYMUS

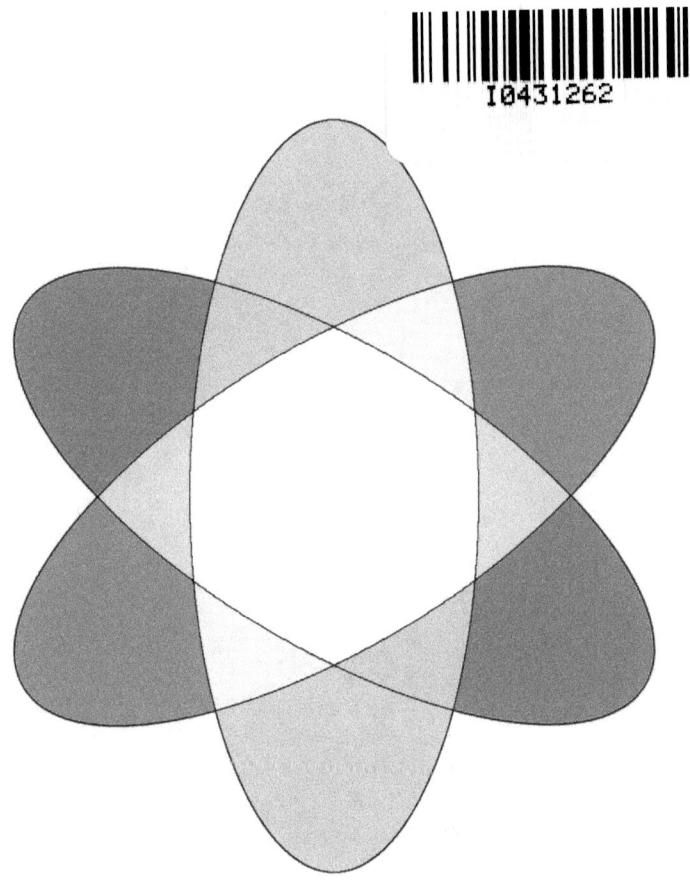

M.
TAKASHI 2BAKI

Cicatrisation pour activer le thymus
version 1.0 révision 1

M. Takashi 2baki

INTRODUCTION

La méthode de guérison par activation du thymus est présentée en français à la fin du livre.

Si vous souhaitez essayer la Cicatrisation pour activer le thymus dès que possible, veuillez vous rendre à la dernière page.

Tout d'abord, je voudrais vous présenter l'amour, qui est la base de la guérison.

Ensuite, je présenterai ce qui s'est passé suite à la poursuite de la guérison.

Ensuite, je présenterai la guérison que j'ai apprise et la guérison que j'ai conçue de manière indépendante.

Ensuite, je ferai une hypothèse et présenterai des informations sur le thymus d'un point de vue médical.

En conclusion, je vous présenterai comment faire Cicatrisation pour activer le thymus.

Par tous les moyens, j'espère que vous procéderez sans résistance.

J'espère que vous apprécierez ce livre.

TABLE DES MATIÈRES

Introduction	3
table des matières	5
Aimer	6
histoire d'ermite	12
ascension	19
Kagomé	23
expérience d'éveil	31
méthode de sauvetage	37
Avant-propos	70
histoire principale	71
Liste de littérature	87
service	89
hypothèse	96
Thymus	104
en conclusion	147

AIMER

Ceci est la version testée de l'amour.

À quoi pensez-vous lorsque vous entendez le mot amour ? L'amour de la romance, l'amour de l'amitié, l'amour que vous ressentez dans les actes de gentillesse, etc. Je peux imaginer ce genre d'amour.

Si je devais transmettre un autre véritable amour, je pense que l'amour-propre serait inclus.

L'amour de soi,

C'est l'amour de soi.

L'amour de soi crée l'indépendance spirituelle.

En d'autres termes, s'aimer, c'est nourrir son corps. Et en même temps, vous recevez la nourriture de l'amour pour votre corps.

En d'autres termes, il n'y a rien de plus fiable que cela pour votre propre corps.

Donner de l'amour et recevoir de l'amour, un tel cycle germe chez un individu, et lorsqu'une boucle d'énergie d'amour naît, ce corps devient un état plein de joie, et vous serez heureux du fond de votre cœur.

Si vous continuez à le faire au quotidien, cela deviendra un repère pour votre indépendance spirituelle et vous conduira à une ascension vers le haut.

C'est ce qu'on appelle l'ascension.

Ou nous appelons cela un courant ascendant.

Et faites l'expérience du véritable amour-propre.

Lorsque vous vous éveillerez au véritable amour-propre, vous pourrez vivre sans dépendre des autres. Vous pouvez vivre simplement avec l'amour de soi sans recevoir l'amour des autres.

Et bien ça arrive.

Bien sûr, nous recevons beaucoup d'amour des autres et pouvons en profiter encore plus, c'est comme faire d'une pierre deux coups.

Il n'y a donc aucune raison de ne pas l'obtenir. Je pense que oui. Par tous les moyens, veuillez le vérifier de vos propres yeux.

À propos de la définition de l'amour

Même si vous dites amour en un mot, je pense qu'il y a plusieurs perceptions.

L'amour dans les relations amoureuses, l'amour dans l'amitié, l'amour dans les actes de sincérité et de gentillesse.

Ce que nous pouvons déduire de ces choses, c'est que l'amour fonctionne comme une huile lubrifiante socialement prouvée (lubrifiant ou graisse) qui enrichit la vie humaine.

Ici, je voudrais offrir une perspective énergétique sur la façon dont cet amour fonctionne. Il existe dans le cœur, le centre de la poitrine, le noyau central de l'être humain. Je voudrais procéder à une nouvelle définition de l'existence qui peut être inhérente à soi.

Le but de cet article est de faire l'expérience de l'utilisation de l'énergie de votre propre être, l'être qui réside dans votre cœur, et de faire l'expérience de la circulation de l'énergie de l'amour. Et je serais heureux si vous pouviez devenir un éveilleur de l'énergie de l'amour.

De plus, si vous pouvez gérer librement l'énergie de l'amour, vous pourrez d'abord réduire l'anxiété. Bien sûr, vous ne pouvez pas vous débarrasser complètement de l'anxiété, mais l'énergie de l'amour sera revitalisée, c'est donc plus sain que d'aller voir un pauvre psychiatre. Vous pouvez vous attendre à une légère amélioration des symptômes d'anxiété, et vous pouvez vous attendre à un effet sain sûr et protégé.

De plus, lorsque l'énergie de l'amour circule dans tout le corps, on peut s'attendre à des effets de rajeunissement de la peau et de beauté.

Nous serons protégés par une énergie douce et chaude en circulation, donc peu importe à quel point le monde devient chaotique, nous serons en sécurité. Je pense que nous pourrons déclarer que.

De plus, lorsque vous deviendrez capable d'utiliser l'énergie de l'amour, vous saurez qu'il existe une existence énergétique inhérente à toutes les choses qui existent dans ce monde.

Lorsque cela se produira, vous saurez qu'il existe une existence à l'intérieur de toutes les choses, tout comme vous, vous serez donc naturellement en mesure de traiter les choses avec soin.

Et puisque vous ne percevrez plus les choses comme de simples choses, vous pourrez aimer l'existence inhérente à ces choses. Ensuite, je pense que les attitudes telles que jeter les choses mal ou ne pas les traiter avec soin disparaîtront.

De plus, si vous apprenez qu'il y a une existence inhérente aux choses, je pense que vous serez moins susceptible de vouloir, voler ou piller les choses des autres.

C'est parce que nous savons qu'il y a une existence inhérente à l'objet, et nous réalisons naturellement que l'existence aime son maître, donc les sentiments de l'existence inhérente à l'objet sont naturellement transmis. Donc, je pense que les gens vont arrêter de convoiter, de voler , et piller les affaires des autres.

Je pense que ce n'est pas seulement une pensée pour les choses, mais une façon de penser qui peut aussi s'appliquer aux gens. Je pense que c'est similaire à une situation où vous ne pouvez pas vous en débarrasser lorsque vous avez quelqu'un que vous aimez, mais que cette personne aime aussi quelqu'un d'autre. Même si vous savez que votre amour ne se réalisera jamais, vous arrêterez probablement de vouloir ou de voler l'amant de quelqu'un d'autre.

De plus, lorsque nous apprendrons à penser avec amour, nous pourrons percevoir les choses avec notre cœur. Par conséquent, je sais que c'est une personne qui a les qualités d'être un être précieux qui peut utiliser l'amour pour la personne détestée qui est avec la personne qu'il aime de la même manière que lui. Par conséquent, je pense que l'envie et la jalousie vont diminuer. Pour aller à l'extrême, je pense que l'apparence cruelle de tuer des gens juste parce qu'ils les détestent disparaîtra.

Je pense que là est la vraie valeur de l'amour.

De plus, lorsque vous serez prêt à utiliser l'énergie de l'amour, un courant ascendant (ascension) se produira.

À partir du chapitre suivant, je voudrais vous présenter certaines des expériences et vous dire comment utiliser l'énergie de l'amour et de l'amitié.

HISTOIRE D'ERMITE

J'en suis venu à voir que c'est peut-être la raison pour laquelle les gens appelés ermites dans les temps anciens prônaient tous l'immortalité.

Je vais écrire à ce sujet dans ce chapitre.

On dit que le sens de l'immortalité est de ne jamais vieillir et de ne jamais mourir.

Mais les vieux ermites sont morts. Je commence à penser que ce qu'ils voulaient dire, c'est qu'ils étaient capables de réaliser un mode de vie qui paraissait jeune sans vieillir, et qu'ils l'exprimaient avec des mots.

Tant que nous sommes humains, nous sommes condamnés à mourir, mais je pense que les ermites ont peut-être trouvé un moyen de rester jeune pour toujours en utilisant les capacités latentes dont les humains sont dotés.

En conséquence, je suppose qu'il est devenu un être appelé ermite dont on dit qu'il ne meurt jamais.

Ils ont donc découvert quelque chose qui ne pouvait être compris au niveau du bon sens ou de la science moderne, et l'ont maîtrisé. C'est ce que je pense. Cependant, bien que j'aie vu des histoires d'ermites dans la littérature, je n'ai jamais rencontré de véritable ermite, alors je les ai considérées comme un peu plus que des contes de fées.

Cependant, j'ai appris la guérison par les cristaux de M. Robert Simmons, qui est célèbre dans l'industrie de la pierre naturelle. À la suite de la poursuite de la guérison par les cristaux tous les jours, j'ai eu une expérience d'ascension. Traduit en mots, cela signifie que j'ai ressenti le courant d'air ascendant à un niveau que je pouvais ressentir dans mon corps.

En conséquence, l'histoire du monde du "système invisible" est devenue plus réaliste. Le corps humain a vraiment beaucoup de secrets, et il semble qu'il y ait vraiment un domaine inconnu qui n'a pas été élucidé par la science.

Dans le passé, j'étais aussi un réaliste, le genre de personne qui ne prêtait pas beaucoup d'attention aux histoires sur les systèmes invisibles. Cependant, lorsque vous faites vraiment l'expérience de l'ascension, vous ne pouvez pas l'ignorer et vous voulez parler avec vos propres mots.

C'est la vraie histoire, c'est trop génial.

Quant à moi, une fois que j'ai expérimenté le courant ascendant (ascension), j'ai commencé à faire l'ascension tous les jours sans faute. Quant à la méthode de guérison, j'ai conçu ma propre méthode de guérison sans cristaux, et je suis encore en train de la peaufiner en l'appliquant à la méthode d'utilisation de l'énergie de l'amour et de l'amitié.

Au milieu de cela, de la mi-mai au début juin 2022 environ, j'ai vécu le point culminant de l'expérience d'ascension, l'expérience d'éveil et l'expérience de la terreur. C'est un contenu très difficile à transmettre, mais le phénomène diamétralement opposé qui est inextricablement lié à la joie a émergé. Soyez prudent avec cela.

Dans cette expérience, j'ai vécu l'activation de l'existence dans un lieu difficile à exprimer avec des mots, légèrement au-dessus du cœur.

A partir de là, je me suis intéressé à ce que c'était, et quand j'ai regardé tous les livres de médecine de la bibliothèque, il semble que c'est ce qu'on appelle le thymus dans le monde médical.

De cette expérience, j'ai compris que le thymus est un organe qui fait mûrir les cellules T qui contrôlent les fonctions immunitaires humaines. Des maladies telles que le cancer et la couronne seront avantageuses si même le thymus peut être activé.

Si le thymus est activé, la fonction immunitaire augmentera. Et si vous pouvez progresser vers l'expérience d'éveil, vous pourrez reconnaître l'existence du thymus avec une sensation cutanée. Vous pourrez activer le thymus en pratiquant au quotidien l'utilisation de l'énergie de l'amour et de l'amitié. Je commence à pouvoir dire ça.

Pour le moment, je voudrais ajouter que j'ai exprimé que je peux percevoir la sensation du thymus, mais cela a une signification particulière.

Au cours de l'expérience d'éveil proprement dite, le corps devient trop sensible et éprouve un sentiment de transcendance du genre, résultant en l'activation de divers organes. Dans ce flux, j'ai ressenti une sensation dans mon thymus qui ressemblait à un "papillon".

Dans mon cas, j'ai l'impression que cela peut être décrit comme une "charnière", et j'ai également l'impression qu'il peut être comparé à une aile. Je pense que certaines personnes perçoivent le thymus comme un oiseau. Peut-être, j'imagine que la façon dont les gens le perçoivent changera selon la personne.

Par conséquent, je pense que diverses manières d'expression autres que celles exprimées ici apparaîtront dans le monde à l'avenir. J'ai eu un sentiment si spécial.

Bien sûr, je pense que nous devons le démontrer. Cependant, je ne suis ni médecin ni médecin traitant. Je n'ai donc aucune idée de comment le prouver. Aussi, il faudra vérifier s'il s'agit d'une expérience d'éveil qui n'est arrivée qu'à moi ou d'une expérience qui peut arriver à n'importe qui. D'après mon expérience, il faut trois ans pour faire l'expérience de l'éveil.

Si nous essayons de le prouver sous forme de vérification ou d'essais cliniques, combien d'années faudra-t-il pour que le système technologique soit établi ? Que je puisse ou non le prouver de mon vivant est également inconnu à ce stade.

Alors, en lisant cet article en ce moment, vous avez de la chance.

Si vous lisez cet article et souhaitez vivre une expérience d'ascension ou d'éveil, veuillez lire attentivement le reste de ce livre. Je voudrais vous présenter comment utiliser l'énergie de l'amour et de l'amitié.

Pour en revenir à l'histoire originale, j'imagine que les anciens ermites ont vécu cette expérience d'éveil, maîtrisé l'activation du thymus, et vécu en tirant le meilleur parti de cette expérience. Ce n'est qu'une hypothèse, mais j'ai le fantasme que si j'avais eu cette expérience et que je l'avais utilisée lorsque les soins médicaux étaient au niveau de l'ancien temps (il y a environ 500 ans), je serais peut-être devenu comme un ermite.

Dans les temps modernes, le niveau des soins médicaux a trop augmenté, et il évolue vers une ère que l'on dit être "une ère où vous ne pouvez pas mourir".

Cependant, si vous pouvez vivre longtemps avec le pouvoir de guérison naturel des êtres humains, il est préférable d'utiliser le pouvoir du pouvoir de guérison naturel. Sans dire cela, je voudrais introduire l'essentiel de l'histoire principale.

À partir de là, je voudrais introduire l'histoire du courant ascendant (ascension), des contre-mesures et des remèdes, ainsi que l'histoire de l'expérience d'éveil.

ASCENSION

L'expérience de courant ascendant (ascension) peut sembler et se sentir différente selon la personne. Je vous serais reconnaissant si vous pouviez prendre le contenu que je vais présenter à partir de maintenant comme exemple. Veuillez comprendre à l'avance que ce dont je vais vous parler ne se produira pas nécessairement.

Je vais vous raconter mon histoire d'expérience.

Mi-juillet 2019, j'ai assisté à un certain séminaire. C'est là que j'ai rencontré Crystal Healing. J'ai continué la guérison par les cristaux presque tous les jours.

Environ trois mois plus tard, avant le début des premières Ascensions, je voudrais partager avec vous ce qui m'a frappé comme quelque chose qui s'est passé. Quand je faisais "Crystal Healing", dans mon imagination, j'ai vu l'image d'une grande fleur de lotus fleurir à partir de la base, ou plutôt, du centre de l'entrejambe, et les pétales s'ouvrir.

De plus, lorsque le premier courant d'air ascendant (ascension) a commencé, j'ai ressenti une lumière brillante au centre de mon cœur pendant mon sommeil. C'était une image de regarder dans le cœur dans un état de rêve.

Je reconnais qu'à cette époque, j'ai été capable de reconnaître clairement l'existence inhérente à moi-même, de ressentir le sens de la réalité avec ma peau et de faire face aux merveilles du corps humain.

Lorsque j'ai expérimenté pour la première fois les courants d'air ascendants (ascension) montant dans mon cœur, j'ai été vraiment étonné.

C'est comme dire : "Qu'est-ce que c'est ?"

Depuis cette expérience, les histoires sur le système invisible, l'ascension, la montée vibratoire, l'ascension dimensionnelle, etc… ne sont pas les histoires de fous en particulier, mais des événements qui peuvent arriver à n'importe qui, j'ai appris quelque chose.

Aussi, lorsque le courant d'air ascendant (ascension) s'approchait de la gorge au-dessus du cœur.

J'ai été surpris d'entendre le son de "Ah----n", des basses profondes, des médiums solides, des aigus retentissants et un son surround comme si plusieurs voix chantaient ensemble. Je m'en souviens encore.

Jusqu'à présent, je me souviens que cela s'est produit environ 3 à 6 mois après avoir commencé la guérison par les cristaux.

De plus, environ six mois après avoir commencé la guérison par les cristaux, j'ai pu utiliser l'énergie de l'amour sans utiliser de cristaux. Depuis, je pratique l'énergie de l'amour et de l'amitié sans cristaux.

En termes de période, j'ai pratiqué la guérison par les cristaux pendant six mois et pratiqué l'utilisation de l'énergie de l'amour et de l'amitié pendant environ deux ans et quatre mois. 2 ans et 10 mois au total.

Dans le processus de poursuite du courant ascendant (ascension), à un moment donné, le courant ascendant (ascension) a commencé à se produire jusqu'à l'intérieur du crâne au-dessus de la gorge.

Deux ans et dix mois passèrent,

L'Ascension donne une lueur d'espoir à mesure qu'elle se déplace plus loin dans le crâne. Cependant, cela peut aussi être une image de l'enfer pour certaines personnes. J'ai souffert.

En conséquence, j'ai été confronté à un sentiment d'un corps qui transcende le genre, ce qui m'a fait me sentir obligé de résister, même si on m'avait donné le dicton : "Celui qui avance sans résistance gagne". Malgré les mots qu'on m'avait enseignés, j'ai atteint la limite de ma patience et pour la première fois j'ai résisté aux phénomènes qui se produisaient dans mon corps.

Ensuite, j'ai été tourmenté par des frissons, des frissons, de la peur et de l'anxiété, et j'ai fait face au moment où j'étais prêt à mourir. Je garderai les détails secrets, mais c'était vraiment une image de l'enfer.

Et je suis un homme je suis un homme J'ai été conduit au point où j'ai commencé à dire un sort, et je l'ai juste enduré.

Et à partir de là, nous nous précipiterons dans l'expérience d'éveil.

KAGOMÉ

Kagome, Kagome, Kago no naka no tori wa, itu itu deyaru Yoake no ban ni, turu to kame ga subetta, ushiro no syoumen daare.

*Remarque : Ceci est exprimé dans la prononciation japonaise.

Si vous êtes japonais, c'est une chanson que vous jouiez souvent quand vous étiez enfant. Cependant, après avoir vécu l'ascension, quand je l'ai lu, j'ai été surpris par le contenu. Quand j'étais enfant, je me suis rendu compte que la chanson était un peu différente de l'impression que j'avais. Ce chapitre vous en parlera.

Cette chanson semble avoir un mot légèrement différent selon la région. La plupart d'entre eux disent la même chose, alors j'appliquerai les mots introduits au début de ce chapitre pour les exprimer.

Kagome, j'ai définitivement pris ce mot comme une chanson d'enfance qui avait les yeux bandés et entouré d'un grand nombre de personnes. Cependant, après avoir expérimenté le courant ascendant (ascension) et l'avoir lu, je me rends compte que cela ne signifie pas du tout cela.

Kagome, Kagome, ce kagome signifie yeux de panier, yeux de panier. Eh bien, c'est une image d'un mélange de triangles et de triangles inversés, en forme d'étoile à six branches.

Alors que signifie "Kago no naka no tori wa" ? Le sens peut être annoté de différentes manières. La première est la porte torii. Torii signifie une porte construite à l'entrée d'un sanctuaire.

D'après mon expérience du courant ascendant, c'est la partie "charnière". Médicalement parlant, c'est le thymus. C'est le thymus qui vit légèrement au-dessus du cœur, qui est aussi le noyau central de l'homme.

Il ressemble à un oiseau selon la façon dont vous le regardez.

Pendant l'ascension, je me suis senti comme un papillon. Cependant, selon la façon dont vous le regardez, il peut ressembler à un oiseau. Même si je l'exprime comme un oiseau, je ne ressens aucune incongruité. Parce qu'il volera de toute façon. Donc le second est un oiseau.

Et puis, "itu itu deyaru Yoake no ban ni" Cela signifie probablement, "Quand ? Quand apparaîtra-t-il ? Le soir à l'aube." Je le prends dans le sens où il exprime l'état d'anticipation et de confusion.

C'était la veille de l'aube lorsque j'ai ressenti pour la première fois le papillon chaud et énergique (thymus).

Au point culminant du courant d'air ascendant (ascension) qui mène à l'expérience d'éveil, je pouvais clairement sentir les papillons chauds.

Et à propos de la signification de "turu to kame ga subetta", je suppose que ce mot signifie que la tortue a glissé, pas la grue.

Pour l'expliquer graphiquement, je pense qu'il y a une image comme une carapace de tortue à l'intérieur d'une étoile à six branches qui est un motif de panier, mais j'aimerais que vous la tourniez un peu. Ensuite, vous pouvez le voir.

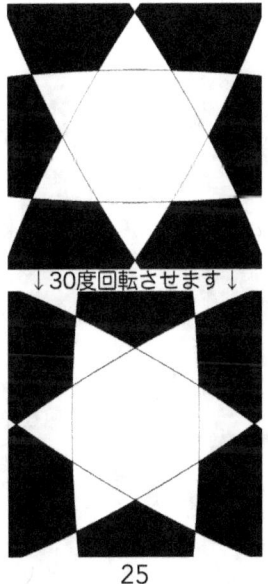

Et "ushiro no syoumen daare" C'est une histoire qui peut être comprise par ceux qui ont expérimenté le courant ascendant (ascension) et avancé jusqu'à l'expérience d'éveil. Cependant, je pense que c'est une histoire généralement difficile à comprendre.

Si le torii (entrée) de Kagome est exprimé par le thymus, alors la salle principale de Kagome est le sommet de la tête. Eh bien, c'est difficile à mettre en mots. Il peut également être exprimé comme la position de "Enma", la position de la "couronne" ou la position du "haricot".

De mon point de vue personnel, je vois "ushiro no syoumen daare" comme l'existence inhérente à soi-même.

Description de Kagomé

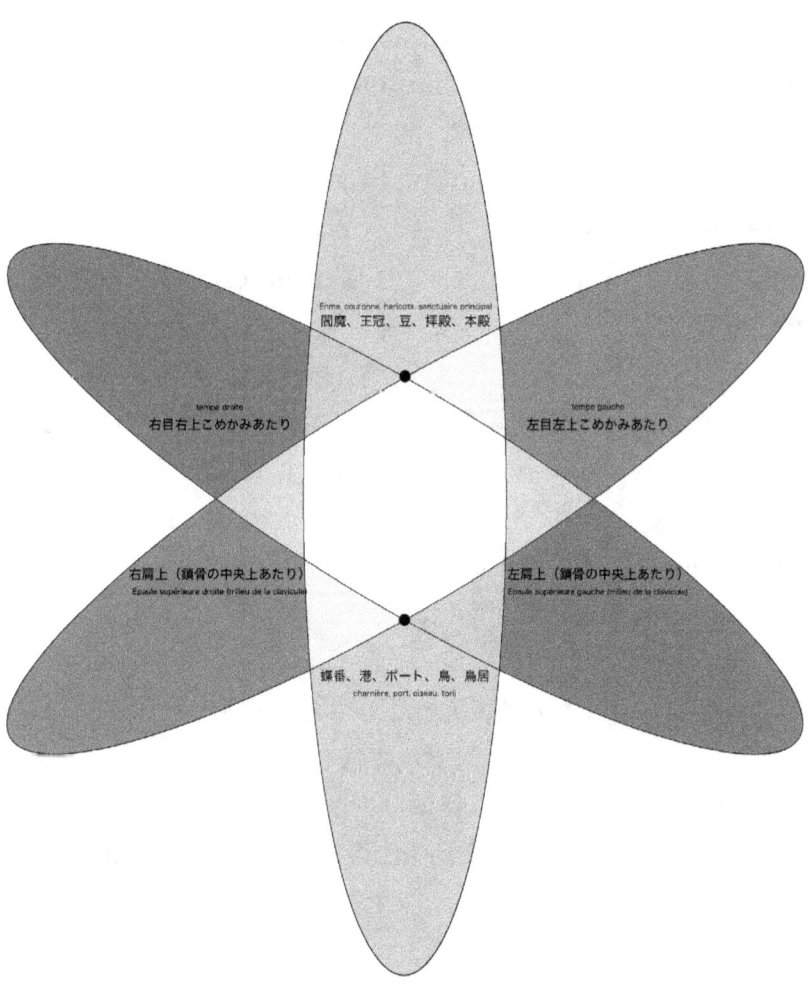

De plus, lorsque vous entendez le mot "Enma", vous pouvez penser à quelque chose d'effrayant.

Il y a aussi l'influence d'histoires telles que Dragon Ball et Journey to the West, et c'est ainsi que cela est perçu, mais pour les personnes qui ont connu l'ascension et l'éveil, Enma est un peu différent.

"Enma" signifie une personne qui est belle et qui est extrêmement enthousiaste à propos d'une chose. J'apprécierais que l'impression d'Enma change ne serait-ce qu'un peu.

En outre, la "couronne" fait référence à la large partie circulaire du crâne qui relie les os pariétaux gauche et droit à la suture sagittale. Après avoir continué à expérimenter le courant ascendant (ascension), il apparaîtra avant l'expérience d'éveil.

De plus, le « haricot » connaîtra des souffrances infernales avant l'expérience d'éveil, après avoir continué à éprouver le courant ascendant (ascension). Le "haricot" apparaîtra à la fin de la souffrance de cet enfer.

Les mots ne peuvent pas du tout l'expliquer, donc pour l'expliquer en termes médicaux, la suture entre l'os frontal du crâne et les os pariétaux gauche et droit s'appelle la suture coronale.

Le point où la suture coronale et la suture sagittale se croisent sera appelé la position du « haricot ».

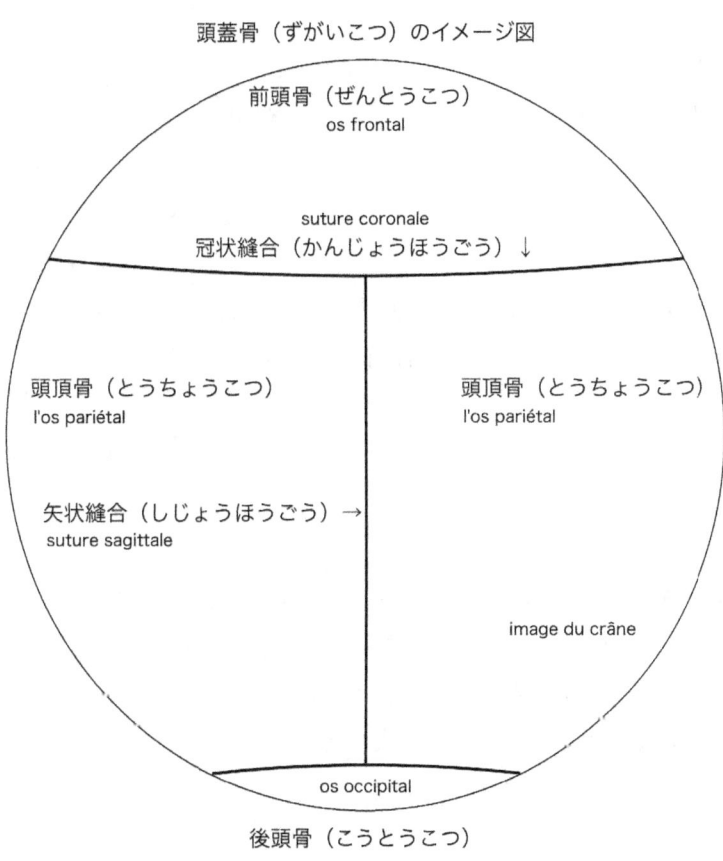

J'espère que c'est bien transmis.

Cependant, les gens dans le passé sont impressionnés que "je l'ai bien transmis". Quand j'étais enfant, on m'a fait chanter et jouer avec cette chanson, et j'ai été éduqué correctement.

De plus, le sens du jeu et le sens de l'exploration intérieure sont bien combinés, et c'est trop merveilleux d'avoir deux sens.

Il contient exactement le courant d'air ascendant (ascension) lui-même, et il n'y a aucun moyen de savoir qui y a pensé, mais c'est trop étonnant.

Je pensais que la personne qui avait écrit la chanson était un génie.

Maintenant, à partir du chapitre suivant, je vais introduire l'histoire de l'époque où j'ai eu une expérience d'éveil folle suite à la poursuite de l'expérience des courants d'air ascendants (ascension).

EXPÉRIENCE D'ÉVEIL

amour et amitié. Lorsque vous saurez comment utiliser cette énergie, le courant ascendant (ascension) se produira.

Lorsque vous pouvez maîtriser le courant d'air ascendant, il évolue du courant d'air ascendant autour du nombril au courant d'air ascendant qui devient un dragon montant vers la poitrine (cœur), se sublimant jusqu'à la gorge, en train de se déplacer du centre de la tête vers le haut de la tête, cela devient un super courant ascendant (super ascension). Et en échange de la douleur de l'enfer, vous aurez des haricots. Cela demande de la prudence.

Lorsque cela se produit, le désir d'ascension disparaît. Au contraire, je lutte désespérément pour équilibrer mon cœur et ma tête. C'est le modèle d'être douché avec de l'eau froide.

Du coup, il devient une figure qui lâche tout, même l'imaginaire. Et je commence à dissimuler toutes les connaissances que j'ai acquises dans ma recherche intérieure. Je suis dans cet état en ce moment.

Je vais vous montrer ce que je fais maintenant.

Le passé et le futur sont les mêmes que les rêves. Les fantasmes et les illusions sont les mêmes que les rêves. Même les souvenirs sont comme des rêves. Si vous remarquez cela, je veux que vous le disiez à voix haute tout de suite. "Je poursuis le monde visible." Le monde visible est réel. Le monde visible est la réalité présente. Dites-le à haute voix dès que vous commencez à chasser le monde invisible. "Je poursuis le monde visible." Si vous faites cela, vos yeux seront clairs et parfaits, et il n'y aura pas de séquelles.

Maintenant, votre tête commence à se synchroniser avec le présent.

La prochaine chose que je veux que vous fassiez est de connecter le torse et la tête pour synchroniser. Essayez de suivre votre respiration. Vous n'avez pas à penser au nombre de secondes d'expiration et au nombre de secondes d'inspiration. J'expire de l'air maintenant. Je respire de l'air maintenant Veuillez suivre ceci. Lorsque vous commencez le commentaire, la tête et le torse du corps qui sont en phase avec le présent commenceront à travailler ensemble. Ici, il y a un sentiment de tranquillité d'esprit.

Dire cela me fait me sentir mieux. Si vous vous trouvez dans un état de confusion incontrôlable après avoir maîtrisé l'Ascension, veuillez lire cet article. Votre esprit et votre corps seront sûrement réinitialisés.

Que s'est-il passé après que j'ai écrit cet article.

À force de tout lâcher, et même de laisser tomber l'imagination, peut-être que les préparations pour le corps étaient complètes, et tout à coup ils étaient dans un état de lâcher prise même des sensations de leur corps.

C'est ce qu'on appelle la formule secrète et c'est ainsi que tout le monde procède.

C'est arrivé contre ma volonté. Et je ne sais même pas si je respire ou non, je ne peux même pas sentir mon corps, il est juste là. Mais le voici. Ce n'était que le sentiment de dire.

C'est un sentiment que même les pensées n'existent pas.

Puis ma tête a commencé à se contracter, puis mes sens sont revenus dans mon corps, j'ai senti une respiration superficielle et mes pensées sont revenues.

Qu'est-ce que c'est? ⋯ et j'ai commencé à analyser. En fin de compte, j'ai cherché des mots qui ressemblaient à cette expérience de mes expériences passées, mais même si je trouvais différents mots et essayais de les appliquer, au moment où je les appliquais, j'avais l'impression que les mots étaient faux. J'ai réalisé la contradiction de l'expliquer avec des mots, et j'en suis venu à penser que le nommer serait un mensonge.

J'ai l'impression d'être inconsciemment plongé dans la méditation⋯ Le mettre en mots serait un mensonge. Pour l'instant, juste pour être sûr, je n'énumérerai que ce que j'ai pensé à ce moment-là, avec le sens de ne pas oublier mon intention première.

Je me demande si c'est un sentiment de paix⋯ Est-ce le "rien" que les gens disent ? C'est Samadhi ? Cependant, je ne peux m'empêcher de voir le "néant" et le samadhi comme de faux mots. Si vous écrivez « rien », vous pouvez conclure que ce n'est pas « rien » parce que vous avez le sentiment que « c'est juste ici ». Il semble que le mot samadhi signifie concentrer son esprit sur une chose et atteindre un état d'esprit stable, mais je ne pense pas du tout que mon esprit soit concentré sur une seule chose. Ce n'est probablement pas du samadhi car cela se produit sans ma volonté.

Qu'est-ce que c'est? À la suite de l'analyse, il ne peut y avoir de nom pour cet état, il peut être exprimé comme le point ultime de l'extase, mais je remarque que l'impression des mots véhiculés a changé. Cela peut être trompeur pour ceux qui lisent cette phrase pour la première fois. Si vous ne regardez que cette partie, cela semble faux.

Le bonheur à nouveau ? Si vous l'analysez, cela semble signifier le bonheur suprême (cœur satisfait). Non, je ne veux pas dire ça... Ça peut finir par être comme ça, mais ça ne me donne pas cette impression...

Le mettre en mots serait un mensonge. être un mensonge On peut dire que c'est un état qui ne peut pas être exprimé par des mots, mais qu'est-ce que c'est finalement ? Je ne peux pas l'expliquer.

J'ai eu la sensation de dire ça.

Après cette expérience, j'ai pensé.

"Se penser était la même chose qu'un rêve"

Si vous êtes intéressé par le courant ascendant (ascension) et que vous souhaitez en faire l'expérience après avoir lu cet article, essayez d'utiliser l'énergie de l'amour et de l'amitié.

Que cela fonctionne ou non pour vous dépend de vous. Nous espérons que vous l'apprécierez.

MÉTHODE DE SAUVETAGE

Lorsque vous commencez à apprécier le courant d'air ascendant appelé ascension, le courant d'air ascendant autour du nombril (Ascension), le courant d'air ascendant autour du cœur (Ascension), le courant d'air ascendant autour de la gorge (Ascension) et le courant d'air ascendant entrant le crâne (Ascension) que vous ferez l'expérience. Lorsque cela se produira, vous commencerez à connaître la souffrance et le paradis, ce qui est exactement le contraire de la jouissance du plaisir et du bonheur que vous aviez auparavant.

Plus vous faites d'ascension, plus vous souffrez. Vous ressentirez des frissons et des frissons. Vous renoncez à la guérison elle-même. Vous serez dans un état d'épuisement mental. Eh bien, vous commencez à avoir le genre de symptômes qui sont médicalement diagnostiqués comme de la schizophrénie ou de la dépression.

Vous devez être prudent. Dans mon cas, il se trouve que j'aimais lire et les livres que j'ai lus m'ont aidé. Je voudrais présenter les résultats dans mes propres mots.

L'état d'inquiétude à propos du passé ou de l'avenir s'appelle l'errance de l'esprit.

Le résultat de l'expérience du "courant ascendant" (ascension) qui pénètre dans le crâne. J'ai été attaqué par des frissons, de la peur et de l'anxiété, et je suis tombé dans un état mental coincé. En conséquence, j'en suis venu à réaliser que je poursuivais trop ce que je ne pouvais pas voir. J'ai changé ma conscience pour poursuivre ce que je peux voir et j'ai commencé à passer ma vie normale.

En attendant, j'écrirai ce que j'ai remarqué.

Jusqu'à présent, lorsque mes souvenirs du passé apparaissaient fragmentaires sous forme d'images, je m'en souvenais pour toujours et je réfléchissais à ce que c'était à cette époque. J'en suis venu à réaliser qu'une telle répétition, une boucle, était en fait une forme de poursuite de quelque chose d'invisible. Le résultat de déclarer, "Je reviendrai à la poursuite du monde visible." Il y avait une découverte que j'avais été tourmenté par cette boucle jusqu'à présent. Je me suis rendu compte que les souvenirs du passé sont des données mémorisées, et des fantasmes gonflés d'images, en d'autres termes, des délires.

Maintenant que je comprends que, par exemple, même imaginer ce que je ferais si je gagnais le premier prix à la loterie est une forme de poursuite de choses trop invisibles. Eh bien, j'ai réalisé que cela aussi n'est rien d'autre qu'une vision du futur que je souhaite que ce soit comme ça, et au final c'est la même chose que les fantasmes et les délires des souvenirs passés, et c'est une figure qui poursuit l'invisible trop de choses.

Pour être honnête, je me sentais comme "ça aussi". Cependant, juste en changeant votre conscience pour poursuivre le monde visible, vous pouvez changer considérablement votre conscience.

Quoi qu'il en soit, quand je commence à poursuivre l'invisible (passé et futur), je pense que ce serait bien si je pouvais prendre l'habitude de réinitialiser en disant : « Je retourne à la poursuite du visible ».

Mais juste au cas où vous vous retrouveriez avec des frissons, des peurs et des insécurités que le retour à la poursuite du visible ne peut tout simplement pas résoudre, voici ce que vous devez savoir.

Cette.

Le secret de l'annulaire. méthode de relaxation. C'est une façon de détendre votre corps.

Chacun des cinq doigts de la main a son propre usage et sa propre signification. Je vais le présenter en le citant.

Yagyu Shinganryu
- En parlant des doigts de la main, il y a trois flux de fibres musculaires dans la main.
Le premier est le flux "du pouce",
Le second est le flux de "l'index" et du "majeur",
Le troisième est le flux de "l'annulaire" et du "petit doigt".

~La signification de chaque doigt~

· Pouce : forte puissance, le pouce est le dernier sur lequel compter. (À utiliser uniquement lorsque vous souhaitez transmettre de la puissance)

· l'index : pouvoir d'extension

· Doigt du milieu : Rotation du doigt, tourner autour du majeur facilite la rotation.

· Annulaire : seul l'annulaire a des nerfs sympathiques et parasympathiques. sensible. Le plus sensible.

· Petit doigt : capacité à lier

Citation : Combattant d'arts martiaux Katsunori Kikuno
https://www.youtube.com/watch?v=8H6LtISZ8Bw

Je ne suis pas un artiste martial, donc je ne frappe pas les gens, mais j'étais intéressé par la signification des doigts et comment les utiliser. Je sentais qu'il pouvait être utilisé pour n'importe quoi, alors j'ai commencé à faire des recherches par moi-même. Je vais présenter ce que j'ai appris.

Si vous supposez que vous frapperez, comme dans les arts martiaux, je pense que ce sera sous la forme de serrer votre petit doigt et votre annulaire.

Forme axée sur la frappe

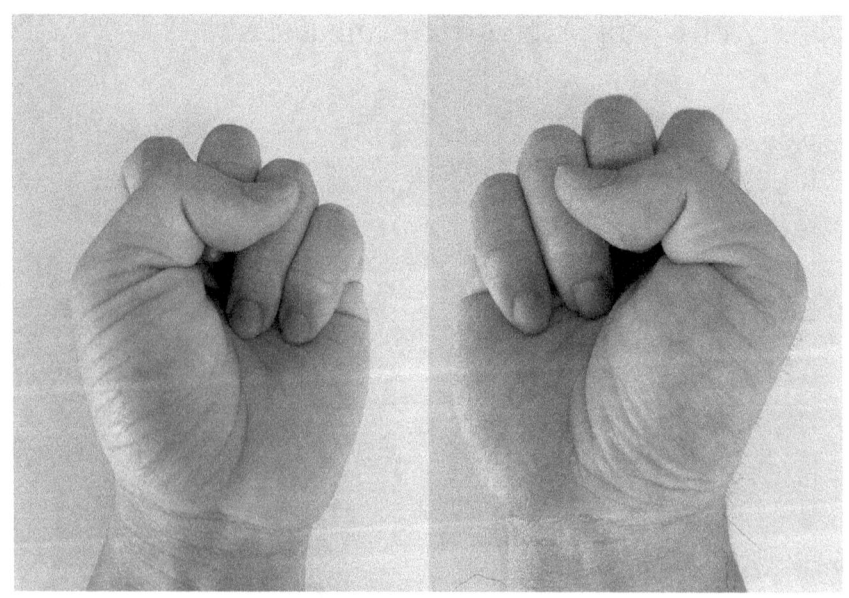

Cependant, avec cela, l'auriculaire et l'annulaire mettaient inévitablement beaucoup de force, alors quand j'essayais de marcher, c'était devenu plus facile, mais je sentais que l'épaule était un peu tendue, alors j'ai continué à améliorer le résultat. J'ai trouvé un moyen de le tenir sans le serrer. Pour la marche uniquement.

prise en main douce

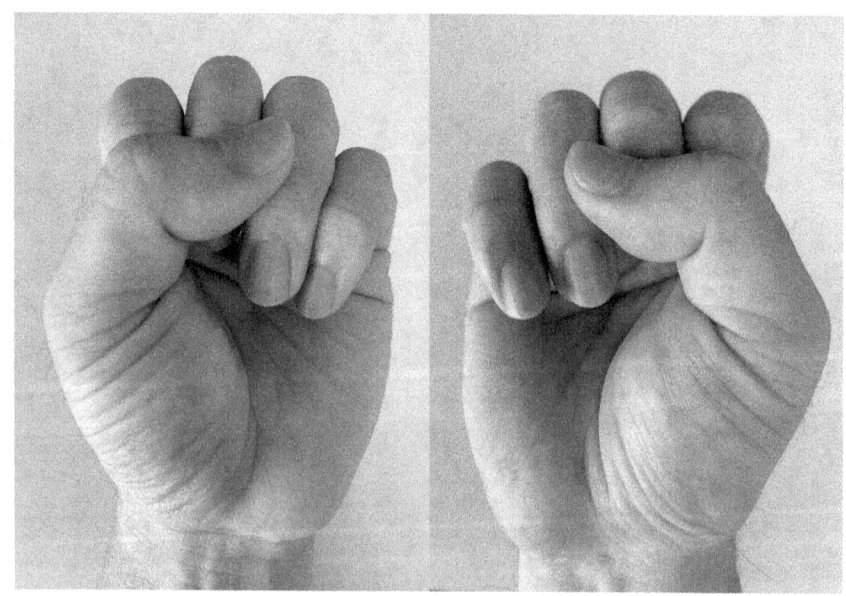

L'important est de sentir le pouce toucher légèrement l'annulaire. Il est important de ne pas forcer pour éviter de serrer.

Ensuite, je vais vous présenter comment utiliser l'annulaire que les gens ordinaires peuvent utiliser normalement. Placez légèrement la paume de votre pouce sur l'ongle de votre annulaire. Ça va rester comme ça pendant un moment. Ensuite, la tension dans vos épaules disparaîtra et vous ressentirez la sensation de vous étirer jusqu'aux orteils.

L'effet est énorme.

forme originale de découverte

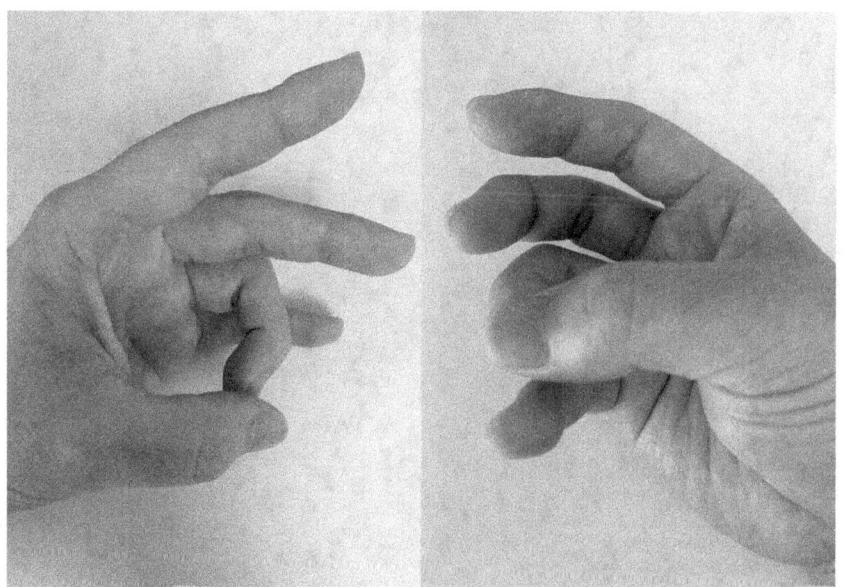

C'est ce qui s'est passé quand je m'y suis habitué. Cependant, la sensation d'étirement jusqu'au bout des orteils diminue.

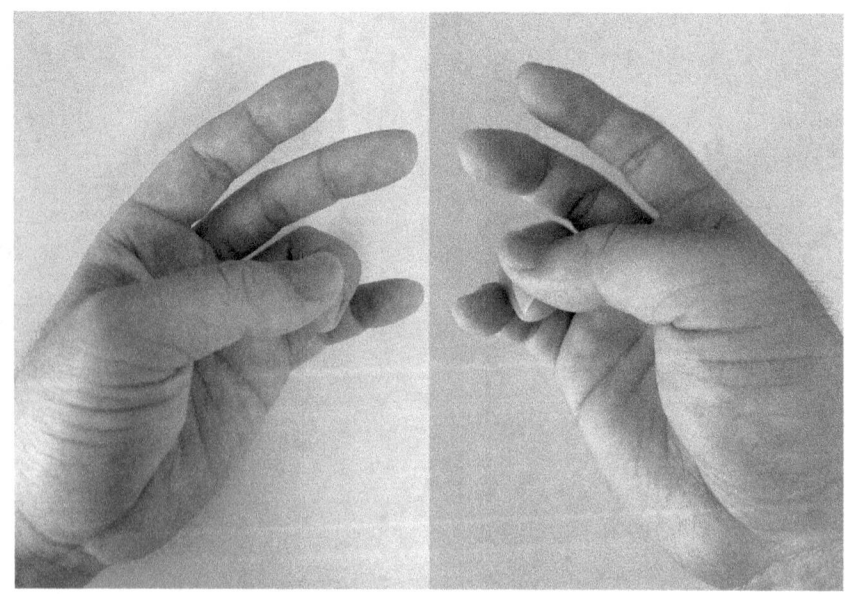

J'ai l'impression que c'est exactement le contraire qui se produit lorsque je joins mes doigts au lieu de toucher mes ongles. J'ai l'impression que mes mains picotent, mes mains tremblent et j'ai l'impression d'être dans un état d'excitation. Vous devez être prudent.

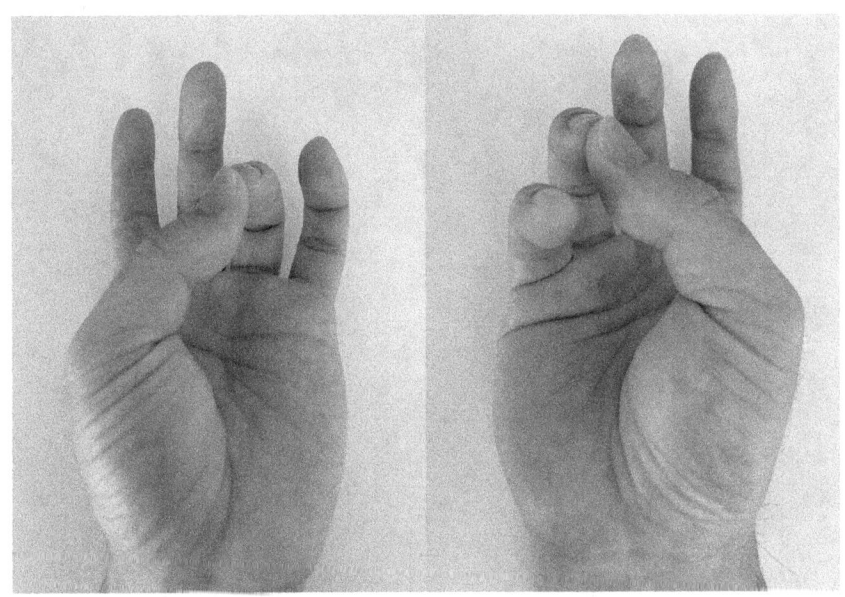

Si vous mettez votre pouce sur l'ongle et la peau de votre annulaire, cela deviendra naturellement un signe de paix. J'avais l'impression que mes épaules et mon cou étaient protégés.

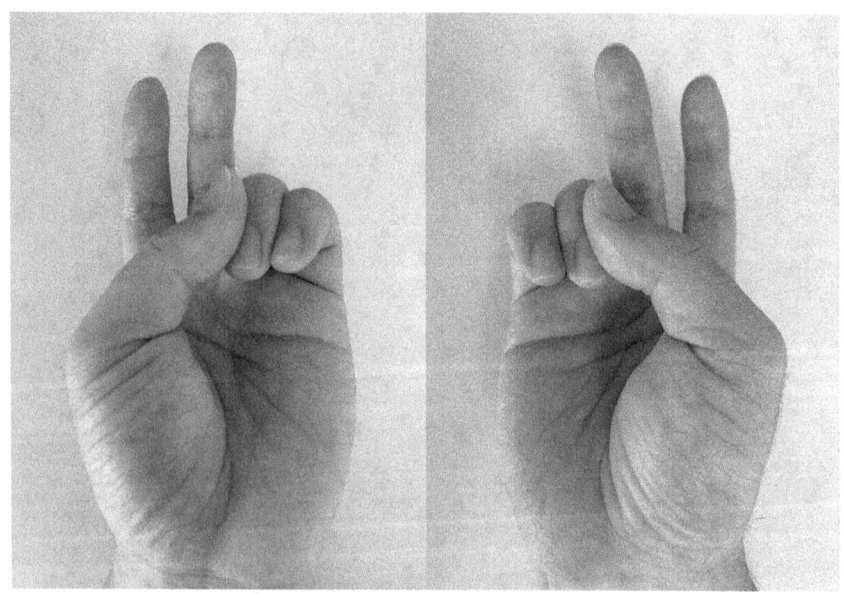

Touchez légèrement la première articulation de l'annulaire avec le bout de la pulpe du pouce pour créer un état dans lequel le pouce touche l'articulation de l'annulaire. Ensuite, placez légèrement la pulpe de votre pouce afin qu'elle touche l'ongle de votre annulaire.
C'est une très petite différence, mais cela fait une grande différence.

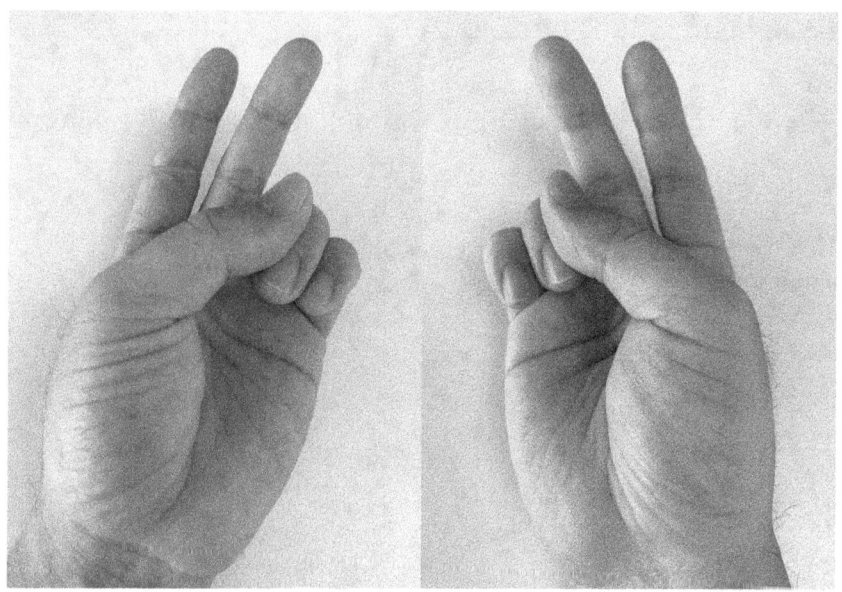

Je suis tellement impressionné par ça.

Lorsque j'ai touché l'arrière de mon annulaire avec la paume de mon pouce, j'ai senti tout mon corps se détendre et même mon esprit était stable. Je suppose que le système nerveux parasympathique est dans un état dominant. Aussi, peut-être, je suppose que le système nerveux sympathique fonctionne dans un état dominant lorsque la paume du pouce est placée du côté de la paume de l'annulaire.

Si vous voulez des résultats immédiats, je pense que ce formulaire est efficace.

Je voudrais en présenter un autre.

C'est juste une façon de plier un peu votre annulaire. Seulement ça. Cela seul est étonnamment efficace. C'est un type qui produit des résultats lentement, même s'il n'est pas efficace. Ce serait bien de l'intégrer dans les gestes décontractés habituels.

Détendez-vous naturellement.

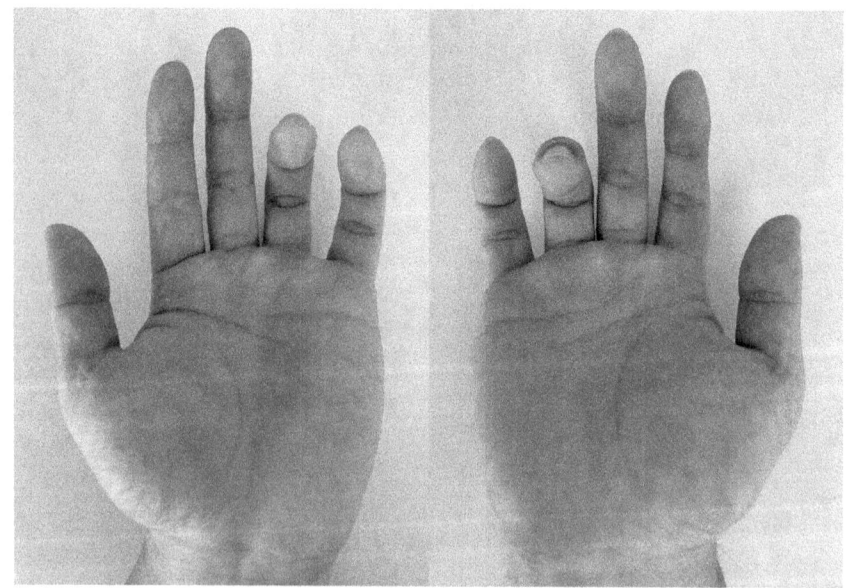

C'est le secret de l'annulaire. méthode de relaxation. C'est une façon de détendre votre corps. S'il vous plaît essayez de vous rappeler quand vous êtes vraiment en difficulté.

Même ainsi, le plaisir des enseignements a continué. Après avoir reçu l'histoire de "Kagome" et "Enma" et la révélation d'une énorme quantité d'informations, j'ai ressenti la douleur, l'anxiété et la peur que je n'avais même pas envie de lire mes notes à cause de ma peur. Je n'ai toujours pas envie de lire mes notes.

Signification de Enma

Une belle trajectoire suivie par les couronnes, les reines et celles dotées du fruit de la vie. Enma est étrangement effrayant lorsqu'il est écrit en kanji, mais sa véritable signification est Enma (une belle personne qui est extrêmement enthousiaste à propos d'une chose).

Je vous serais reconnaissant si vous pouviez le lire avec le sens de ce que j'ai dit.

Signification de Kagomé

Kagome, si tu l'écris, ce seront les yeux du panier, et si tu le dis carrément, ce sera un hexagramme. Cela signifie un motif d'image dans lequel un triangle et un triangle inversé se croisent. Bref, c'est une image de lumière.

Un gros plan d'une étoile à six branches appelée Kagome.

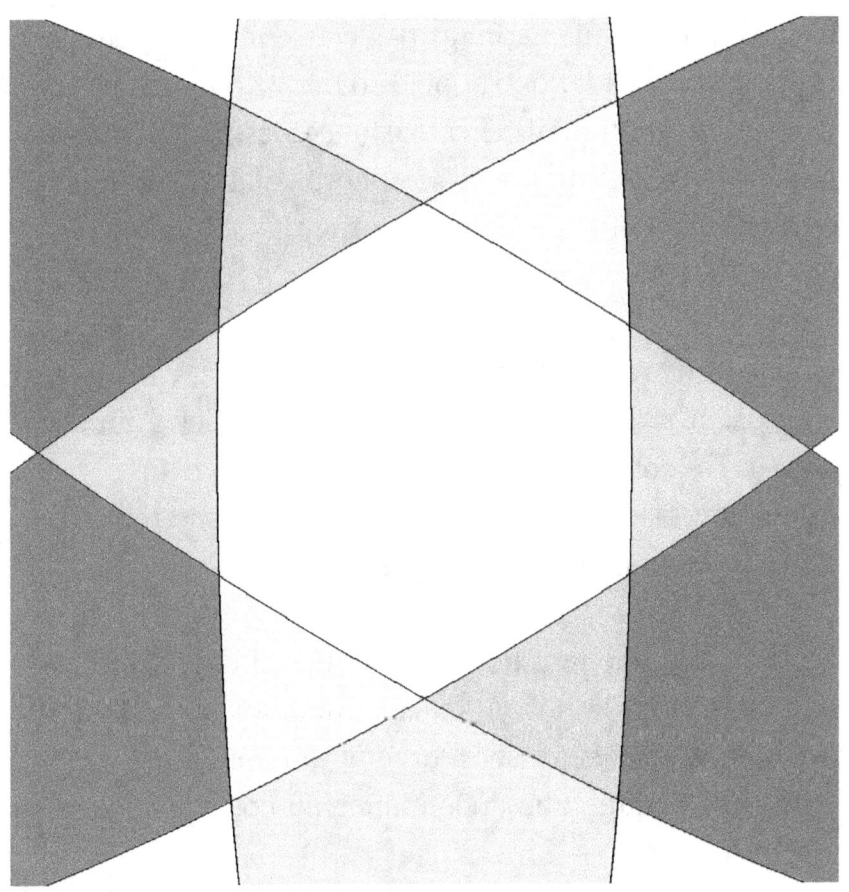

Cependant, il y a aussi de l'espoir, et même dans un monde aussi cruel, il existe un monde réel que vous pouvez ressentir avec un sens invisible. Si vous le faites mal, vous ressentirez des frissons, des frissons, voire de la peur et de l'anxiété.

Cependant, si vous ne faites pas d'erreur, vous pouvez l'appeler béatitude, ou l'appeler paradis, ou vous pouvez l'appeler le sentiment de coexistence des pensées de la tête et de l'esprit du cœur. Mon corps était détendu et je ressenti un sentiment de bonheur et de béatitude, comme si je profitais de la joie céleste.

Quand vous ressentez ce sentiment, c'est ça, c'est ça, c'est ça. Je n'ai pas pu m'empêcher de penser. Afin d'y goûter, j'ai continué chaque jour le courant d'air ascendant (ascension). J'ai l'impression de me remettre de l'état mental qui était baissier.

Mais c'est là que les choses deviennent importantes. Je ne connais pas la raison, mais en poursuivant le courant ascendant, je vais passer à un état qui peut être considéré comme une dépendance au courant ascendant (ascension).

Lorsque cela se produit, quelle que soit votre volonté, le courant ascendant (ascension) se produira en succession rapide, et ce sera fou quel que soit le jour ou la nuit. Lorsque cela s'est produit, j'ai décidé que je ne pouvais pas le gérer moi-même et j'ai commencé à dépendre de l'hôpital.

Mais soyez prudent avec cela. Les médecins sont des gens qui n'ont jamais eu d'expérience d'ascension. Peu importe à quel point je décris mes symptômes, le médecin pense seulement que je suis folle. Votre médecin vous proposera bientôt de vous concentrer sur la pharmacothérapie. J'y ai pensé.

Demande toi.

Êtes-vous suffisamment descriptif pour rendre l'Ascension compréhensible aux autres ? Ma réponse était NON. Par conséquent, même si vous comptez sur le médecin, la réponse ne sera pas dérivée. Il n'y a pas d'autre moyen que d'interagir patiemment avec votre propre corps et de construire une méthode d'adaptation.

Cependant, à l'époque moderne, vous pouvez apprendre à le gérer à travers les livres. Des contre-mesures sont possibles, et ça s'améliore un peu, et si vous vérifiez si cette méthode est correcte ou non, et si vous faites une distinction entre ce qu'il faut faire et ce qu'il ne faut pas faire, vous verrez progressivement la réponse.

Dans mon cas, heureusement, j'ai eu la chance d'avoir des livres, et heureusement, j'ai pu vérifier mon schéma de vie, mon schéma de pensée et mon schéma de comportement. Une fois que j'ai pu faire cela, j'ai pu réduire progressivement la douleur, les frissons, les frissons, la peur et l'anxiété que j'avais ressentis jusque-là, et j'ai retrouvé mon sang-froid.

Et j'ai appris quelque chose. Apparemment, si un seul côté est soulevé, la souffrance sera provoquée par le jugement de "Enma" (couronne, haricot), et des frissons, des frissons, des peurs et des angoisses remonteront à la surface et souffriront.

Je ne sais pas pourquoi, mais si je soulève les deux côtés au lieu d'un seul, il semble que je puisse profiter du bonheur et du paradis ultimes.

Cependant, lorsque je l'évalue en reconnaissant que la vérification est toujours nécessaire, le paradis et l'enfer sont les deux faces d'une même médaille. Il est influencé par le schéma de pensée, le schéma d'action, le schéma de vie de la personne. Et vous pouvez aller au paradis ou en enfer, selon votre choix. J'en suis venu à le comprendre dans ce sens.

Je vais vous expliquer le schéma de pensée que j'obtiens en ce moment. Si vous commencez à chasser quelque chose d'invisible, vous le remarquerez rapidement et déclarerez ce qui suit. "Je reviendrai à la poursuite du monde visible."

Cela vous permet d'échapper aux fantasmes et aux délires associés aux souvenirs passés. Cela vous permet également de rompre avec les fantasmes et les délires d'un futur contraire inexistant.

Ce n'est qu'une hypothèse, mais je crois que nous pourrons profiter du paradis à 80% du ventre sans souhaiter le bonheur inutilement et sans fantasmes et délires étranges. Peut-être sommes-nous conçus pour éprouver de la souffrance, des frissons et des frissons, de la peur et de l'anxiété lorsque nous franchissons cette ligne.

Je vais rapporter et expliquer ce que je comprends à ce stade.

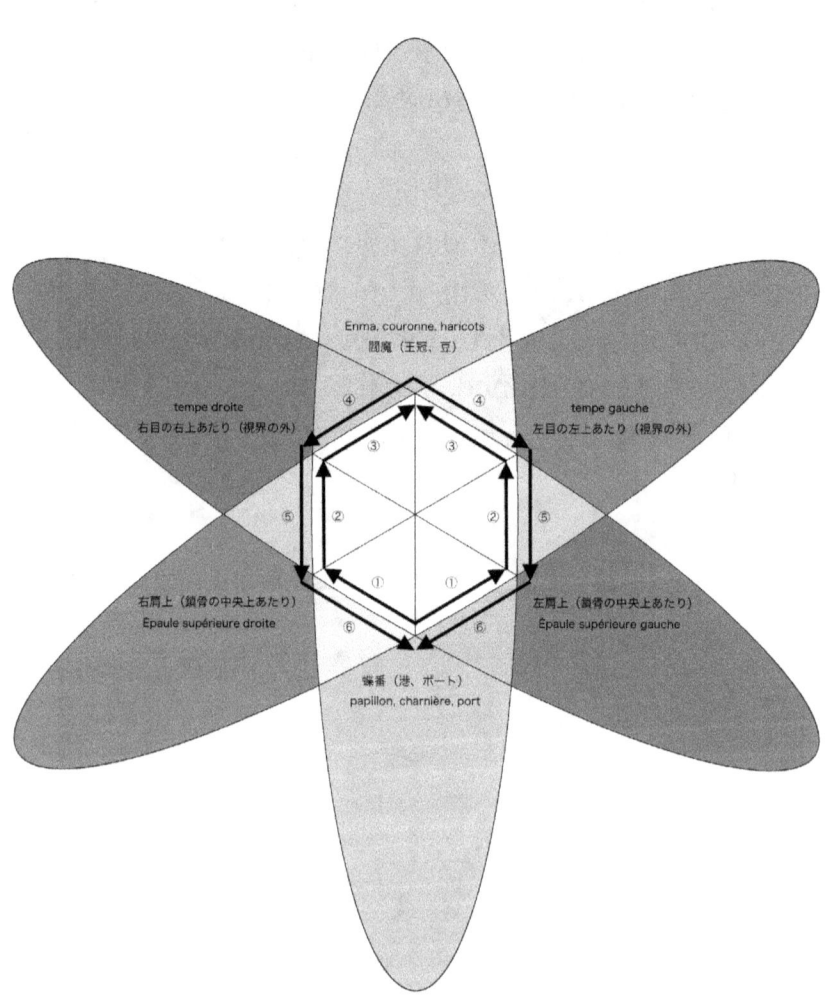

La partie "charnière" (la partie où le port est écrit) est le point de départ. Ensuite, nous suivons les itinéraires gauche et droit en même temps et procédons à la destination appelée partie "Enma" (couronne, haricot) (1, 2, 3 en notation numérique se suivent en même temps à gauche et à droite dans l'ordre).

Cela déplace intentionnellement l'énergie du cœur vers l'énergie de la tête. Et quand vous atteignez le sommet, vous attendez le jugement d'Enma. Lorsque la décision d'Enma est prise, suivez les voies gauche et droite en même temps et revenez à la partie charnière (port) (4, 5, 6 en notation numérique sont suivis en même temps à gauche et à droite).

Cela fait que l'énergie de la tête descend intentionnellement dans l'énergie du cœur. Et vous ferez l'expérience du bonheur ultime. Si vous ne suivez pas cette méthode, cela se transformera en souffrance (frissons, frissons, peur, anxiété), alors soyez prudent.

Ah, c'est vrai, la partie charnière (port). Je vais parler d'où cette position est basée sur ma subjectivité. Si vous l'écrivez tel quel, il peut être pris comme le centre du cœur. Je pense que nous avons tendance à le considérer comme le cœur d'un organe.

Mais j'ai l'impression que c'est juste au-dessus de mon cœur.

Puisque le sentiment que je ressens avec mes sens est comme un papillon, je l'exprime comme une charnière.

En termes d'organes médicaux, je crois que c'est le thymus situé au-dessus du cœur.

Il y a quelque chose d'intéressant à ce sujet que vous ne pouvez pas voir avec vos yeux.

Aussi, où est la position de la partie Enma (couronne, haricot) ? C'est aussi mon avis subjectif. J'ai pensé que la couronne pourrait évoquer l'image de la large zone du crâne avec une suture sagittale reliant les os pariétaux du crâne, alors je l'ai aussi exprimée comme un haricot.

Les haricots apparaîtront à la fin de la souffrance qui continue le courant ascendant (ascension). Les mots ne peuvent pas du tout l'expliquer, donc en termes médicaux, la suture entre l'os frontal et les os pariétaux gauche et droit du crâne s'appelle la suture coronale.

Le point où la suture coronale et la suture sagittale se croisent est exprimé comme la position du haricot, et il est également exprimé comme la position d'Enma (couronne, haricot).

Ceci est également similaire au thymus, et la partie intéressante est qu'il ne peut pas être vu à l'œil nu.

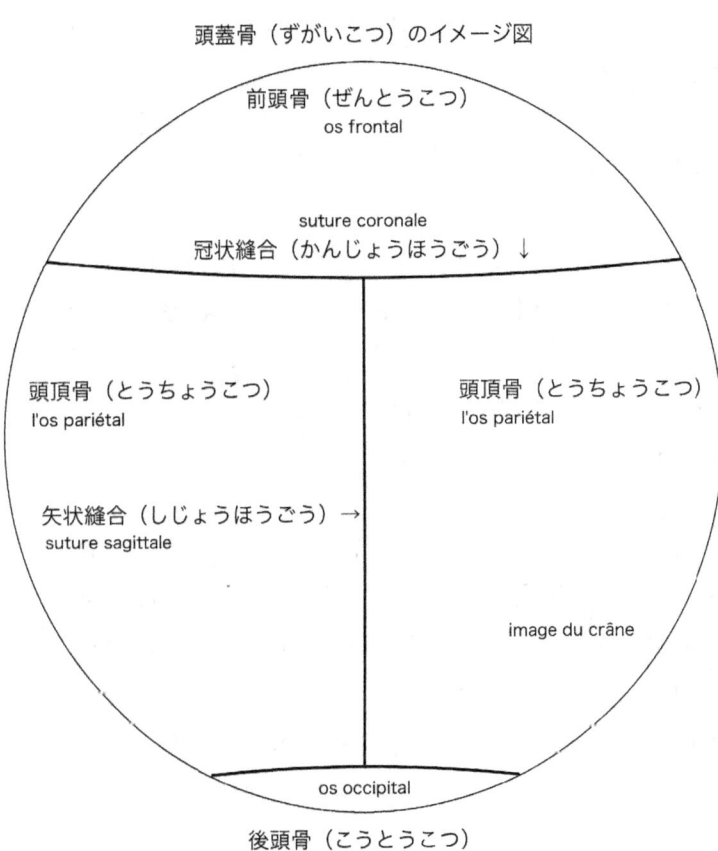

De plus, la raison pour laquelle il s'appelle Enma est que l'acte d'attendre le jugement de l'existence de la couronne et des haricots ressemble étroitement à l'image d'Enma qui apparaît dans Journey to the West et Dragon Ball, que j'ai lu il y a longtemps.

Ces histoires m'ont été rappelées par la façon dont l'énergie vitale monte dans l'ordre à partir de la charnière (thymus) dans une rangée, et j'ai pensé que c'était très similaire.

Aussi, ce nom est une subjectivité personnelle, et je pense que ça peut être un autre nom. Que vous appeliez le sommet de votre tête le Jugement dernier ou le centre de votre poitrine l'Arche sortie du port, je pense que vous pouvez l'appeler n'importe quoi.

L'important est d'élever l'énergie du thymus (charnière, port) à la fois de la gauche et de la droite, d'attendre le jugement du sommet de la tête (Enma, Couronne, Haricot), et une fois le jugement rendu, laissez le l'énergie descend à la fois à gauche et à droite. renvoie l'énergie au thymus d'origine (charnière, port).

Je pense qu'il est prudent d'appeler cela Portland ou Utopia. Aussi, je pense que ne pas prendre de décisions sur les noms rendra gloire aux générations futures.

Parce que j'y pense, je vais poursuivre le monde invisible. Par conséquent, lorsque je réaliserai cela, je déclarerai que je retournerai à la poursuite du monde visible.

Si c'est ainsi, il n'y a pas de problème jusqu'à présent, et vous pouvez profiter du plus beau bonheur et du paradis. Je me sens soulagé pour le moment.

La raison pour laquelle j'ai décidé de publier cet article est que les personnes qui apprennent et pratiquent la guérison qui favorise l'ascension comme la guérison par les cristaux tous les jours, et qui connaissent l'ascension et connaissent l'ascension (Ascension) S'il y a des personnes qui souffrent d'une situation de dépendance , j'ai pensé que si cela pouvait être une des solutions et des remèdes pour ces personnes, elles n'auraient pas à souffrir comme moi, alors j'ai décidé de le rendre public.

Aussi, au lieu de l'exprimer comme un courant ascendant (ascension), on l'appelle parfois l'ascension de la Kundalini dans le monde du yoga. Par conséquent, j'espère sincèrement que cela peut être une solution ou un remède pour ceux qui ont des problèmes avec le syndrome de Kundalini.

Aussi, je voudrais profiter de cette occasion pour donner un conseil à tous ceux qui s'intéressent au courant ascendant (ascension). Habituellement, ceux qui expliquent le courant d'air ascendant (ascension) sont sollicités en prétendant qu'ils peuvent obtenir du plaisir. Ou vous pouvez être invité à vous adonner au bonheur.

Mais fais attention. En échange de ce plaisir, le plus bel enfer est également préparé. Pour être honnête, je ne me sens pas à l'aise de recommander la méthode de l'ascension aux gens car cela peut être une image de vie et de mort.

Je ne le recommanderais pas sur la base de mon expérience.

Par conséquent, si vous pratiquez des manières qui favorisent l'ascension, vous ressentirez des frissons, de la peur et de l'anxiété, et serez invité à une perspective de vie ou de mort. Je veux goûter le meilleur bonheur même si je goûte l'enfer. Si vous le pensez, c'est bien, mais si vous ne le pensez pas, il vaut mieux ne jamais s'impliquer.

Ceci est un conseil.

Si vous voulez toujours faire l'expérience du courant d'air ascendant (ascension), nous indiquerons clairement ici que vous êtes prêt à vivre l'enfer et que toute la responsabilité vous incombe.

De plus, nous ne garantissons aucun dommage au corps du client après cela. Nous vous demandons de procéder à votre propre discrétion et à vos risques et périls.

Je, M. Takashi 2baki, ne serai pas tenu responsable de tous les phénomènes causés par les méthodes que j'introduis. Veuillez noter. Veuillez le faire à vos risques et périls.

Veuillez continuer uniquement si vous êtes d'accord.

AVANT-PROPOS

*Attention : Lorsque le courant d'air ascendant (ascension) atteint l'intérieur du crâne, cela devient un état de vertige mental. Vous ne saurez pas si vous êtes éveillé ou endormi, et vous expérimenterez un état de méditation même si vous ne méditez pas.

Aussi, si vous avez fait une erreur dans la voie de "l'ascension", ou si vous faites quelque chose qui ne devrait pas être fait (schéma de pensée, schéma d'action, schéma de vie, etc.), notamment dans le cas de la première expérience, Il sera facile de créer des frissons, des frissons, de la peur et de l'anxiété par vous-même.

Il est possible que votre corps devienne sensible et sensible, réagissant même à des choses insignifiantes, et que votre esprit et votre corps deviennent facilement déséquilibrés. Dans cette situation, une attention particulière est requise.

HISTOIRE PRINCIPALE

Je vais vous présenter comment guérir pour faire avancer en douceur le courant d'air ascendant (ascension). Nous vous recommandons de procéder lentement sans vous précipiter. En fait, il faudra de nombreuses années aux clients pour comprendre l'histoire d'Enma. Dans mon cas, cela fait exactement 2 ans et 10 mois que j'ai commencé ma guérison. Par conséquent, il est bon de penser que cela prendra trois ans.

Il faudra également plusieurs mois pour que les premiers courants ascendants (ascension) se produisent.

Pour moi, cela a pris trois à six mois. Par conséquent, je vous recommande de continuer.

De plus, trois pouvoirs sont requis.

• Imagination pour ressentir les sensations de voir, d'entendre et de ressentir sans résistance.

• La capacité d'observer et d'observer ce qui se passe dans ce corps.

• C'est un enthousiasme qui s'appelle aussi un enthousiasme extraordinaire pour continuer.

Si vous avez ces trois choses, vous y arriverez sûrement.

Après que les courants d'air ascendants (ascension) commencent à se produire, je pense que vous serez ravis par ce phénomène. C'est un moment très frais et amusant, alors amusons-nous beaucoup.

Maintenant, je vais vous apprendre les bases du "Crystal Healing".

Cette fois, je vais vous présenter et vous donner le texte original dont j'ai reçu l'instruction.

CRISTAL DE GUÉRISON

Un partisan de la guérison par les cristaux a déclaré :

Veuillez choisir le cristal (la pierre) qui vous attire. Puis je prends une profonde inspiration, ferme les yeux et porte la pierre à mon cœur. Placez les deux mains sur votre cœur.

Pendant que vous inspirez, laissez la présence de la pierre vous accueillir dans votre cœur, en disant : « S'il vous plaît, entrez dans mon cœur. En expirant, je donne l'amour et l'amitié que j'ai à cet être de pierre en disant: "S'il te plaît, prends-le."

Ensuite, après quelques respirations, faites l'échange émotionnel que vous venez de faire. Au fur et à mesure que vous le répéterez, vous sentirez progressivement que l'énergie circule, alors d'ici là, respirez et transmettez vos sentiments.

Ainsi, il est tout aussi important d'accueillir l'existence de la pierre, et il est très important d'offrir le sentiment d'amour et de gratitude à la pierre.

La raison pour laquelle c'est important est que ce sentiment d'amour et de gratitude nourrit la pierre. recevoir des nutriments. Les sentiments d'amour et de gratitude sont également très bénéfiques pour la planète. Il vous apportera des nutriments.

Lorsque vous interagissez avec ce sentiment, l'énergie augmentera progressivement. Ensuite, il y aura des réactions de l'autre côté, et à chaque fois ça s'ajoutera, et à chaque fois ça grossira.

Et au fur et à mesure qu'il circule et grandit, il tourne en spirale et forme l'un des modèles de l'Ascension. Bientôt vous méditerez avec cet être de pierre. Et je le ferai pour rencontrer et ressentir cette existence.

Puis, tout en respirant comme avant, transmettez vos sentiments, recevez et donnez de l'énergie à chaque fois, et faites-le avec votre cœur, petit à petit l'existence de la pierre viendra dans votre cœur, et dans votre cœur. l'existence de la pierre, alors faites-en l'expérience.

Ensuite, lorsque vous voyez l'image de l'existence de la pierre dans votre cœur, posez une question. « Quelle est votre nature et que puis-je co-créer avec vous ? »

Ainsi, la réponse de l'existence de la pierre à ce moment-là peut nous montrer quelque chose. Nous pourrons peut-être expérimenter l'image de l'existence intérieure qui est inhérente à la pierre. En d'autres termes, si vous dites « S'il vous plaît, s'il vous plaît », le paysage changera progressivement et vous pourrez être amené à divers endroits de votre voyage.

Et quand vous avez une image, ou un sentiment de guérison, quand quelque chose comme ça vient à vous, ne vous retenez pas, laissez-le grandir et se renforcer. Et c'est une bonne idée de noter ce qui s'est passé.

Maintenant, fermez les yeux et préparez-vous. Concentrez-vous ensuite sur votre respiration et placez la pierre autour de votre cœur. Respirez profondément et commencez à travailler.

Terminez votre méditation en remerciant les êtres de pierre. Lorsque vous avez fini de vous remercier, préparez-vous lentement et revenez ici.

Lorsque vous avez terminé, c'est une bonne idée de prendre des notes avant d'oublier. Mon livre est fait à partir de ce mémo.

Y a-t-il quelqu'un qui a eu un bon sentiment dans son cœur à la suite de cette expérience ?

Le bon sentiment que vous ressentez dans ce cœur est ce sentiment que votre moi profond, votre moi profond, est en mouvement.

Et la prochaine guérison est particulièrement importante.

Vous passerez par le processus de rencontre avec votre moi profond.

COMMENT RENCONTRER VOTRE MOI PROFOND

Un partisan de la guérison par les cristaux a déclaré :

Voyez l'image de l'ouverture de la grotte au centre de votre cœur. Il commencera à descendre de l'embouchure de la grotte. Continuez à descendre et à descendre jusqu'à ce que vous atteigniez le fond.

Et quand vous arrivez au fond, regardez autour de vous. Un peu de lumière est là. Si vous regardez attentivement, vous pouvez voir la porte. Votre nom est écrit sur la porte. Frappez quand vous trouvez la porte. Ouvrez la porte et entrez.

quelqu'un se tient là. votre moi profond intérieur. Offrez votre amour et votre amitié lorsque vous rencontrez cet être. Et dites merci d'avoir ouvert la porte au fond de votre cœur.

Et posez des questions à ce moi profond. Que veux tu que je dise Et que puis-je y faire ?

Quoi qu'il arrive après cela, laissez-le se produire sans résistance.

Puis retournez par où vous êtes venu. Revenez en position cardiaque et reposez-vous.

Maintenant, apportez la pierre à votre cœur et préparez-vous pour la guérison par le cristal. Vous descendez du cœur dans la caverne, la caverne descendante, pour rencontrer le Soi Profond dans les profondeurs de votre cœur.

Maintenant, laissez la guérison par le cristal commencer.

Lorsque vous avez terminé, nettoyez votre esprit et revenez ici.

Êtes-vous descendu de la grotte et avez-vous rencontré votre moi profond ? Je crois que c'est la guérison la plus importante que je puisse faire. En faisant cela, vous permettrez à votre moi profond de remonter à la surface et de vivre avec vous.

Vous pouvez avoir l'impression que vous et votre moi profond êtes en fait une seule entité. Lorsque vous pourrez obtenir cette image complète, vous pourrez vivre avec votre moi profond dans votre vie quotidienne.

Il est nécessaire de fusionner et de devenir un avec le Soi Profond. La plupart du temps, ce qui se passe, c'est que lorsque vous vous connectez avec votre Soi Profond, vous mettez la main dessus.

Cependant, nous perdons parfois de vue notre moi profond. Mais le moi profond reviendra. Ce genre de chose arrive.

Si vous perdez de vue votre moi profond. Si vous entrez dans la grotte au centre de votre cœur et que vous vous rencontrez à nouveau, vous pourrez vous rencontrer à nouveau.

Ensuite, je présenterai la guérison que je fais habituellement. Il s'agit de la version sans cristal de la guérison par les cristaux que j'ai présentée plus tôt. Depuis deux ans, je fais "Ascension" principalement avec cette "Guérison sans cristal version".

UTILISER L'ÉNERGIE DE L'AMOUR ET DE L'AMITIÉ

Placez les deux mains l'une sur l'autre au centre du cœur.

Ensuite, veuillez expirer. Lorsque vous avez fini d'expirer, inspirez rapidement et expirez lentement en communiquant avec l'existence en vous.

Dites à l'être intérieur qui est inhérent à vous.
Je t'offre mon amour et mon amitié.
je t'aime
Je suis ami avec toi.

Répétez cela à chaque respiration. Si vous avez le temps maintenant, faites de la méditation.

*Le temps de méditation est gratuit. J'aimerais que vous alliez aussi confortablement que vous le souhaitez.

Est-ce que l'un d'entre vous peut ressentir l'énergie d'amour et d'amitié qui émane de son cœur ? Ou ils peuvent nous montrer quelque chose sous diverses formes, telles que des images, des sons ou des histoires.

Si vous vous sentez comme ça, ne vous retenez pas et demandez-leur de vous en montrer plus. C'est la preuve que l'être intérieur qui m'est inhérent est en mouvement.

Notez également dans votre cahier avant d'oublier ce qui s'est passé lorsque vous avez utilisé l'énergie de l'amour et de l'amitié.

Mon livre est fait à partir de ce mémo.

Ceci conclut l'introduction à la guérison. J'ai fait l'expérience d'un courant ascendant (ascension) en poursuivant la guérison par les cristaux introduite plus tôt pendant environ six mois. Pour décrire l'ascension avec des mots, on peut dire que le courant ascendant s'est produit à un niveau qui peut être ressenti dans le corps.

Et à force de le poursuivre pendant 2 ans et 10 mois sans m'en lasser, j'ai pu arriver au phénomène introduit au début de ce livre. Je tiens à exprimer ma sincère gratitude à ceux qui m'ont enseigné la guérison par les cristaux.

De plus, je voudrais conclure la partie principale en introduisant une méthode de respiration comme contre-mesure dans le cas où un courant ascendant (ascension) ne se produit pas même après avoir poursuivi cette guérison pendant six mois.

Cette méthode de respiration est une expérience étrange qui m'est arrivée il y a environ 10 ans lorsque je pratiquais une méthode de respiration que j'ai lu dans un livre alors que je ne connaissais même pas le mot courant ascendant (ascension).

C'est l'information que je pense qu'elle peut être liée au courant d'air ascendant (ascension) après cela. Cela ne signifie pas nécessairement que vous ne pouvez pas monter sans faire cette technique de respiration. Je voudrais l'offrir et le donner à ceux qui ont essayé la guérison décrite ci-dessus pendant six mois et rien ne s'est passé.

MÉTHODE DE RESPIRATION

Si je me souviens bien, c'était au début de la trentaine, il y a environ 8 à 10 ans. Je ne me souviens pas exactement.

Je lisais des livres de yoga et d'auto-assistance, et il y avait plusieurs livres qui modifiaient ma condition physique par la respiration. Je me suis juste entraîné à prendre de longues respirations.

Si je me souviens bien, la méthode consistait à ouvrir la bouche à moitié, à poser la langue sur la mâchoire supérieure, à expirer petit à petit et à allonger progressivement le temps d'expiration.

Au début, répétez l'expiration pendant 4 secondes, puis passez à 8 secondes lorsque vous pouvez le faire, et augmentez progressivement le temps, 10 secondes, 15 secondes, 30 secondes, etc., et si je me souviens bien, environ 60 secondes. J'ai été capable d'expirer pendant longtemps, et quand je faisais combien de fois je pouvais le répéter, soudainement l'expiration et l'inspiration se sont produites en même temps. Je me suis rappelé qu'il fut un temps où j'étais surpris et riais de ce qui se passait.

Je ne pense pas pouvoir le faire maintenant, mais je me souviens avoir été surpris à l'époque. A cette époque, je me souviens que je me sentais bien autour du nombril.

En y repensant maintenant, je commence à penser que cela a peut-être joué un rôle dans l'expérience du courant ascendant (ascension) qui suivrait.

Il n'y a pas de base scientifique particulière, mais je vais fournir des informations que je pense peut-être.

Sur ce, je voudrais conclure ce volume. Merci beaucoup d'avoir lu. Je prie du fond de mon cœur qu'un jour lumineux vienne à vous. À bientôt.

LISTE DE LITTÉRATURE

Devenir un cœur obéissant (Auteur) Konosuke Matsushita

Penser aux humains (Auteur) Konosuke Matsushita

J'ai demandé à un médecin psychosomatique qui n'a aucun taux de récidive après son retour au travail, "Comment guérir la dépression sans compter sur les médicaments" Satoshi Kamehiro (Auteur) Tatsuya Natsukawa (Auteur)

Le combattant d'arts martiaux Katsunori Kikuno qui est Tsuyo DOJOy
 https://www.youtube.com/watch?v=8H6LtlSZ8Bw

Un bon son est fait avec une bonne posture et une bonne respiration (Auteur) Shoji Mamada

Remerciements spéciaux : Robert Simmons

A PROPOS DE L'AUTEUR

Né au Japon en 1981 après JC et nommé Takashi 2baki. Après avoir obtenu son diplôme d'études secondaires, il a déménagé à Tokyo pour devenir ingénieur électricien. Il se réveille à la programmation sur le chemin, se transforme en programmeur et modifie les emplois dans une entreprise informatique. Au moment où Internet est devenu complètement populaire, il a déménagé dans sa ville natale et a changé d'emploi en entreprise locale. Tout en changeant d'emploi à plusieurs reprises, il est entré en contact avec la vision de faire ce qu'il aime en tant que travail, et en vue de l'environnement commercial Internet, qui se développait rapidement, il a décidé pour devenir un musicien autoproduit. Cependant, il n'a pas obtenu les résultats qu'il s'attendait, et la tendance a changé, alors il a décidé de transformer sa pierre naturelle préférée en entreprise, et a lancé une boutique de pierre naturelle comme plan B. En attendant, il a eu de la chance et a obtenu un Possibilité de rencontrer la personne qui lui a enseigné la guérison des cristaux, et il a appris directement la guérison des cristaux. Depuis, il écrit.

M. Takashi 2baki
https://note.com/mr_takashi_2baki/

SERVICE

Il existe de nombreuses façons de l'élever. Dans mon cas, je l'appelle le bruit des insectes dans mon cœur, la voix intérieure, la voix de l'existence qui existe en moi, et la façon dont je m'élève conformément à la guidance intérieure change de jour en jour. Dans cet esprit, voici quelques modèles qui, à mon avis, sont bons.

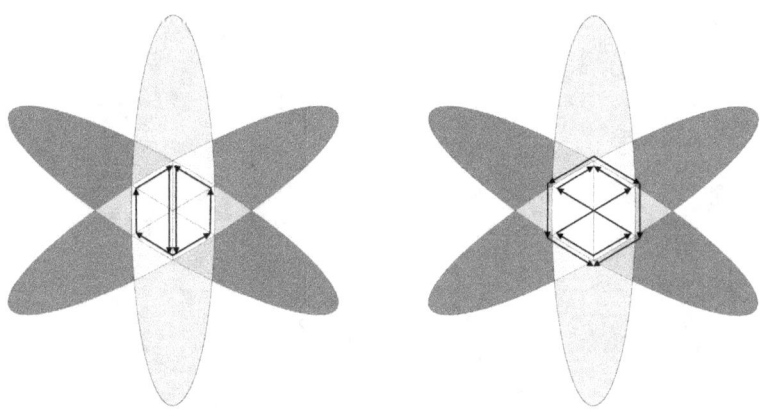

La voie montante qui s'est produite lorsque de bonnes choses se sont produites.

J'espère qu'il sera utile comme document de référence.

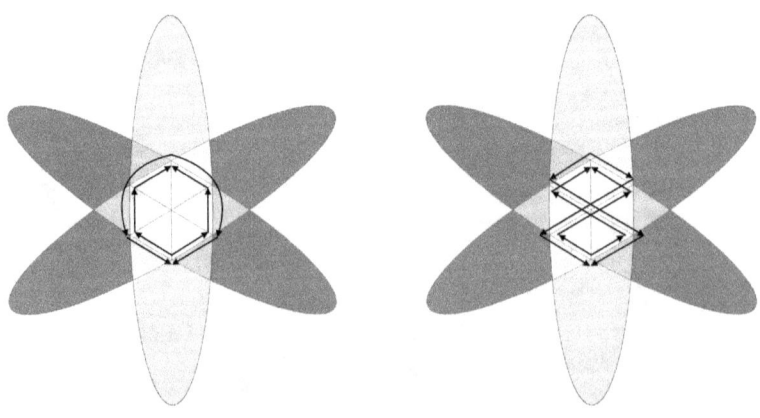

Peinture de Takashi 2baki (1) [Route de l'énergie]

J'ai rassemblé une image simplifiée de ce qui s'est passé vers la mi-mai 2022 lors de la transition vers l'expérience d'éveil. Les détails les plus fins resteront confidentiels. La raison de le garder secret est que des détails tels que les noms et les commandes détaillées peuvent changer les noms et les chemins d'énergie eux-mêmes en fonction de la personne. La façon dont il grimpe changera probablement, et la façon dont il se présente et le perçoit changera également en fonction de la personne. De plus, si vous spécifiez ou divulguez votre nom, etc., le client sera influencé par ce nom et cela peut interférer avec votre propre expérience. Afin de minimiser l'impact, les détails détaillés tels que les noms, les désignations et les surnoms resteront confidentiels. J'apprécierais si vous pouviez voir ce genre de chose tout en étant conduit à l'expérience d'éveil.

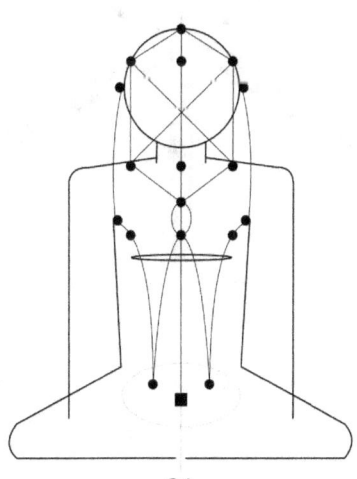

Peinture de Takashi 2baki (2) [La Lune, le Soleil et Ma Lumière]

Au milieu de la souffrance infernale, dans le flot de la précipitation dans l'expérience d'éveil, après la manifestation de l'hexagramme, il y a eu une manifestation de mots, et ceci est un dessin d'image basé sur ces mots. J'espère que vous pourrez apprécier les peintures sans penser au sens profond.

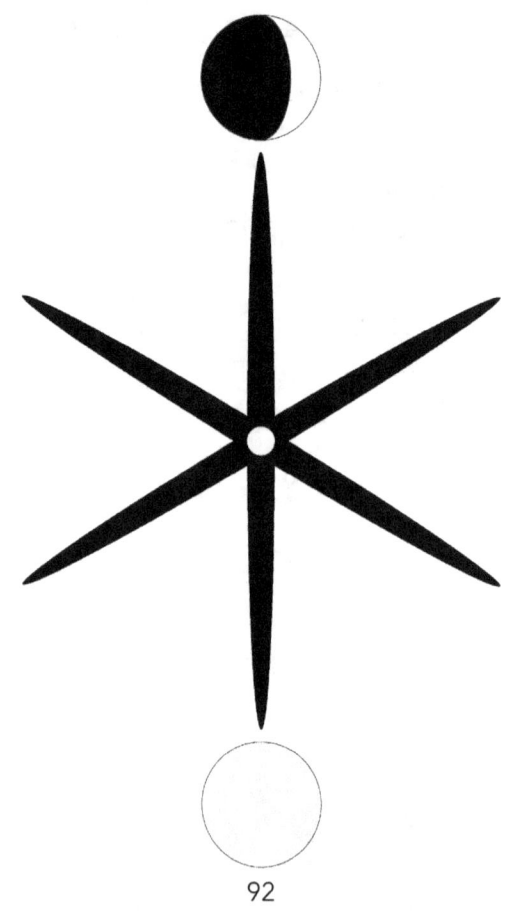

Comment utiliser le pendule

Le promoteur de "Crystal Healing" a répondu : Je demande toujours à mon moi profond comment utiliser le pendule et comment le déplacer. Essayez de dire : "S'il vous plaît, montrez-moi le mouvement "OUI"" et observez comment il se déplace dans quelle direction. Ensuite, je demande à Deep Self, "Dans quelle direction et comment est-ce 'NON' de bouger?" Ensuite, je pense que la différence entre "OUI" et "NON" apparaîtra. Et chacun bouge différemment.

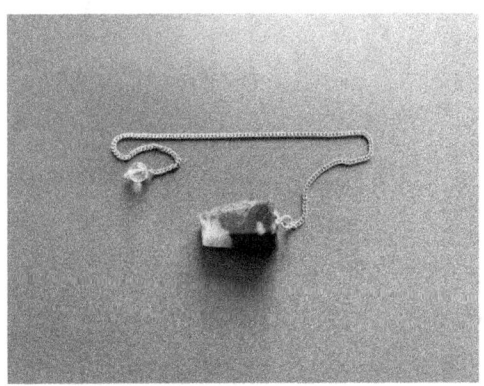

Les trois couleurs primaires de la lumière, les trois couleurs primaires de la couleur et le signe de la lumière.

Lorsque j'étudiais la lumière visible dans la théorie quantique, j'ai appris les trois couleurs primaires de la lumière à partir de la question qu'il n'y a pas de noir et de blanc. Saviez-vous que lorsque vous mélangez du vert, du bleu et du rouge, vous obtenez du blanc ?

De plus, le noir est appelé les trois couleurs primaires de la couleur et est un mélange des trois couleurs primaires de la lumière. Le cyan est un mélange de vert et de bleu, le magenta est un mélange de bleu et de rouge et le jaune est un mélange de rouge et de vert. Saviez-vous que lorsque vous mélangez du cyan, du magenta et du jaune, vous obtenez du noir ?

Plus j'y pense, plus je me demande pourquoi c'est noir et blanc. Cependant, considérant que la couleur est une onde, le noir est vu comme noir parce que les ondes s'annulent et n'émettent pas de lumière, et le blanc apparaît comme blanc parce que les ondes sont perturbées et émettent de la lumière.

ひかりのしるし
Signe de lumière

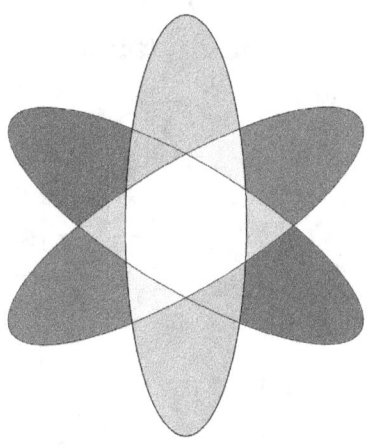

HYPOTHÈSE

Opinions ressenties à travers des expériences de courants d'air ascendants (ascension) et des expériences d'éveil

Je fais l'hypothèse que chacun a une existence intérieure en soi, et qu'il vit sa vie sans être conscient de cette existence.

Cependant, l'investigation intérieure vous permet de voir avec l'œil de l'esprit l'être qui est en vous.

Seuls ceux qui prennent conscience de cette existence peuvent s'y connecter, communiquer avec elle, recevoir sa sagesse, profiter de ses enseignements et savoir que la conscience habite cette existence.

Et il est possible de partager l'identité de cette existence (preuve d'existence) comme un rêve. Les gens ont ces qualités.

Cependant, parce que le monde réel du monde extérieur passe au hasard, les humains sont bien équipés pour y faire face. En conséquence, je pense que nous avons peut-être oublié notre monde intérieur.

Je ne peux m'empêcher de penser que peut-être dans mon enfance, ce monde intérieur était plus naturel.

Cependant, en devenant adulte, j'ai oublié cela avant de le savoir. Je pense qu'il y a de tels faits et réalités.

Cependant, les humains qui ont remarqué cette expérience un courant ascendant (ascension) et sont guidés vers une expérience d'éveil.

Sachant que c'est une règle, je l'écris comme un mémorandum. bonne chance à toi

Cela peut être une évidence, mais une note

Lorsque vous parlez à quelqu'un, regardez son visage lorsque vous parlez. Si vous parlez sans regarder l'autre personne, pour une raison quelconque, cela ne se passera pas bien.

Je me demande pourquoi...

Est-ce parce que si vous n'écoutez pas l'expression de l'autre personne, la conversation sera à sens unique sans correspondre à l'expression de l'autre personne ? Ou est-ce parce que, comme l'espace Internet, la conversation devient une chaîne de caractères, et elle devient un échange dans l'espace cérébral sans expressions faciales, comme une conversation entre pensées...

Je ne sais vraiment pas pourquoi

Quoi qu'il en soit, il vaut mieux parler en regardant l'autre personne, Parce que vous pouvez voir le signal de l'adversaire, Est-ce parce que la conversation progresse en fonction de l'autre partie ? Je pense qu'il y a diverses raisons, mais il vaut mieux se concentrer sur l'autre personne et parler en regardant l'autre personne.

Cela fonctionne mieux.

choc des idées

Les pensées se heurtent, et si vous bougez avec votre tête, vous vous heurterez. Mais pensez à ce qui se passe lorsque vous bougez avec votre esprit.

Conclusion plus tard...

créer une opportunité

Cela ne fonctionne que lorsque le déclencheur "J'aime ça" fonctionne.

C'est le premier principe d'action.

A part ça, je ne peux penser à rien d'autre.

Peu importe ce que.

Alors l'amour sera votre guide.

Conseils sur l'amour de soi

Avantages de l'amour de soi.

Ce n'est que lorsque vous pouvez vous aimer que vous pouvez atteindre "l'indépendance spirituelle".

S'aimer, c'est nourrir son corps.

Vous recevrez le nutriment de l'amour pour votre corps.

Il n'y a rien de plus fiable que cela pour votre corps.

Un sentiment sain grandira et un sentiment sain sera obtenu. Vous pouvez bénéficier de ces avantages.

Donner de l'amour et recevoir de l'amour, un tel cycle,

Lorsque la boucle d'amour naîtra, ce corps sera dans un état joyeux et vous serez heureux du fond de votre cœur.

Si vous continuez à le faire, cela deviendra un repère pour votre indépendance mentale et vous conduira à vous élever.

C'est votre guide.

Critères de jugement

Lorsque vos pensées sont négatives, vous ressentez une douleur dans votre cœur.

Lorsque vos pensées sont positives, vous ressentez du réconfort dans votre cœur.

Pour vous donner un exemple plus clair, lorsque vous êtes amoureux, tout le monde a eu l'expérience de penser à la personne qu'il aime tellement que son cœur bat la chamade et qu'il ne peut même pas rester immobile.

Je pense que c'est la preuve que quelque chose d'invisible existe au centre de la poitrine, au centre du cœur.

De plus, lorsque vous réaliserez cela, vous pourrez tourner votre conscience vers votre cœur. Vous serez naturellement attentif à l'état de votre cœur, et vous pourrez juger instantanément si vos pensées actuelles sont bonnes ou mauvaises, par exemple si vous êtes dans un état confortable ou non.

Si vous vous sentez à l'aise, vous pouvez continuer, et si vous vous sentez mal à l'aise, vous pouvez arrêter d'y penser.

En d'autres termes, ils servent d'indicateurs pour de tels critères de jugement.

Je ressens la possibilité que l'existence qui devient le noyau de cette personne se cache au centre du cœur.

THYMUS

Dans le livre que j'ai lu à la bibliothèque, il y avait des informations que je pensais être celles-ci, alors je vais les citer. C'est un livre médical.

En neurophysiologie, qui a une histoire courte et est difficile à établir une théorie établie, David Horobin, de l'Institut de médecine clinique de Montréal, soutient qu'une substance semblable à une hormone appelée "prostaglandine E1" est très importante pour le bon fonctionnement du système immunitaire.

Horobin, un scientifique de l'Université d'Oxford, souligne également que la thérapie diététique peut moduler le système immunitaire, en particulier les cellules T qui combattent le cancer.

La prostaglandine E1 est connue pour être abondamment stockée dans le thymus, où les cellules T mûrissent.

Les souris avec un manque de lymphocytes T et de lymphocytes B hyperactifs finissent par mourir d'une manière similaire aux souris atteintes de la maladie auto-immune lupus érythémateux (SLE).

Horobin, cependant, a découvert que lorsque la

prostaglandine E1 était administrée aux souris, les lymphocytes T revenaient à des niveaux normaux et l'activité des lymphocytes B se normalisait, ce qui allongeait la durée de vie.

[Références] Pouvoir de guérison intérieure Nouvelle médecine concernant l'esprit et l'immunité (Auteurs) Stephen Locke + Douglas Corrigan (Supervision) : Tojiro Ikemi (traduction) Akira Tanaka + Masaaki Hori + Tetsuaki Inoue + Yasuko Urao + Keiichi Ueno

Même si vous ne comprenez pas le sens de la phrase, vous pouvez voir qu'il existe un endroit où une grande quantité de "prostaglandine E1" importante est stockée au centre de la poitrine, le thymus.

Je pensais "Hmm" en lisant.
De plus, à la fin du livre, il est écrit :

C'est un phénomène thérapeutique fascinant que David McClelland a surnommé "l'effet Mère Teresa".

Mère Teresa est une lauréate du prix Nobel de la paix qui a consacré sa vie à aider les pauvres de Calcutta. McClelland a montré à ses élèves un film émouvant illustrant le travail de Mère Teresa et a été intrigué par les changements de sang prélevés avant et après.

Après avoir regardé le film, les niveaux d'immunoglobuline des étudiants ont légèrement augmenté, suggérant que leur système immunitaire fonctionnait mieux.

LPlus tard, il a confirmé cet "effet Mère Teresa" de diverses manières. Au lieu de montrer un film, j'ai demandé aux étudiants diplômés de réfléchir profondément à deux choses.

En d'autres termes, cela m'a fait penser à "quand j'ai été profondément aimé par quelqu'un" et "quand j'ai aimé quelqu'un" dans ma vie. Après tout, c'était efficace.

En fait, McClelland le savait par expérience et pensait que cela fonctionnait.

Quand j'ai un rhume, je pense souvent aux gens que j'aimais et aux gens qui m'aimaient. Il y a eu deux ou trois fois où j'ai récupéré d'un rhume rien qu'en faisant cela. Cela ne signifie pas que cela fonctionnera à coup sûr. Peu importe combien j'ai essayé, il y a eu des moments où j'ai attrapé un mauvais rhume. Mais ça aide.

La forte croyance de McClelland dans le pouvoir de l'amour a de grandes implications pour la médecine moderne qu'il préconise.

Ce précieux pouvoir de la psyché humaine a jusqu'à présent été négligé, mais, selon lui, c'est le moteur intérieur du phénomène de guérison.

"Vous pouvez faire beaucoup en changeant l'environnement hospitalier", a déclaré McClelland à un rassemblement de professionnels de la santé.

Nous devons faire de l'hôpital un lieu où les gens peuvent se détendre, un lieu où la compassion surgit naturellement, un lieu où ils sont libérés du sentiment constant d'être poursuivis par quelque chose.

En d'autres termes, c'est bien si nous pouvons créer un environnement sain. Les médecins, les infirmières et les travailleurs sociaux peuvent le faire s'ils le souhaitent. Aimer quelqu'un est très bon pour la santé de la personne qui reçoit de l'amour et la santé de la personne qui donne de l'amour.

[Références] Pouvoir de guérison intérieure Nouvelle médecine concernant l'esprit et l'immunité (Auteurs) Stephen Locke + Douglas Corrigan (Supervision) : Tojiro Ikemi (traduction) Akira Tanaka + Masaaki Hori + Tetsuaki Inoue + Yasuko Urao + Keiichi Ueno

En lisant ceci, j'ai eu l'illusion que l'utilisation de l'énergie d'amour et d'amitié que je recommande est avérée.

Si nous pouvons confirmer l'événement que le thymus est stimulé et que les cellules T sont fortement activées en pratiquant comment utiliser l'énergie de l'amour et de l'amitié, nous pourrons dire qu'il est médicalement efficace pour supprimer l'augmentation du cancer.

C'est ce que j'ai trouvé. Mais je ne suis ni médecin ni scientifique, comment puis-je le confirmer ? Pour l'instant, je n'ai pas trouvé de réponse, je vais donc la mettre en attente et passer à autre chose.

Cellules T

La recherche sur le thymus a révélé que si les cellules T pouvaient être activées, la fonction immunitaire serait améliorée et le cancer pourrait être supprimé. Cette fois, nous avons continué à étudier ce que sont les lymphocytes T. Je citerai le contenu du livre car il manque de force de conviction même si je l'écris avec mes propres mots.

Le mécanisme par lequel le système immunitaire attaque les cellules cancéreuses est progressivement compris.

L'un est par les cellules tueuses naturelles (NK). Les cellules NK ont des instincts primitifs, et lorsqu'elles trouvent quelque chose qui n'est pas la leur, elles l'attaquent immédiatement et essaient de l'éliminer. Il est si mortel qu'il existe de nombreux exemples de cancers considérablement réduits par activation. Les cellules NK sont douées pour agir de manière guérilla, plutôt que d'être systématiquement contrôlées.

Une autre est l'activité immunitaire systématique centrée sur les lymphocytes T (lymphocytes T auxiliaires, lymphocytes T tueurs, lymphocytes T suppresseurs).

Étant donné que les cellules T sont régies par des réactions antigène-récepteur des cellules T, qui sont très similaires aux réactions antigène-anticorps, le processus de reconnaissance de l'antigène est nécessaire. Même s'il y a des cellules cancéreuses à proximité, les lymphocytes T les manqueront s'ils ne peuvent pas les reconnaître comme antigènes.

Ce sont "les macrophages et les cellules dendritiques" appelées cellules présentatrices d'antigènes qui informent les lymphocytes T de la présence d'antigènes. Les cellules présentatrices d'antigène ingèrent les cellules cancéreuses, les digèrent et transmettent l'information aux cellules T auxiliaires.

Les lymphocytes T auxiliaires qui reçoivent les informations libèrent des cytokines. Les lymphocytes T tueurs qui attaquent les cellules cancéreuses sont conçus pour produire des antigènes et activés pour créer un système permettant d'éliminer les cellules cancéreuses.

[Références] Le dictionnaire médical définitif pour guérir le cancer, de la dernière médecine moderne aux thérapies alternatives fiables. Dictionnaire complet pour lutter contre le cancer (Superviseur général) Ryoichi Obitsu

Je pensais "Hmm" en lisant.

J'ai été impressionné que les humains aient la capacité de supprimer le cancer grâce à un mécanisme complexe.

Même si vous ne comprenez pas le contenu de l'histoire, ce serait bien si vous pouviez comprendre d'une manière ou d'une autre que les cellules tueuses naturelles (NK) qui se déplacent indépendamment et les cellules T qui se déplacent systématiquement sont responsables de la fonction immunitaire du corps.

Bien sûr, je l'ai lu et compris. Je vais revoir.

Je vais vous expliquer les lymphocytes T qui se déplacent systématiquement. Les lymphocytes T tueurs sont chargés d'attaquer les cellules cancéreuses. Les cellules présentatrices d'antigène (macrophages et cellules dendritiques) découvrent le cancer, reconnaissent le cancer, absorbent les cellules cancéreuses et transmettent l'information aux cellules T auxiliaires. Les cellules T auxiliaires libèrent des cytokines, présentent des antigènes aux cellules T tueuses, activent les cellules T tueuses, se préparent à attaquer, puis attaquent les cellules cancéreuses. Les cellules T ont un mécanisme systématique.

En lisant le livre, j'ai commencé à voir comment les cellules du corps humain travaillent ensemble pour soutenir le système immunitaire humain.

types de cellules immunitaires

Je voudrais organiser les types de cellules immunitaires.

Jusqu'à présent, j'ai écrit que les cellules T sont actives en tant que fonction immunitaire. Mais je n'ai pas mentionné ce que sont les lymphocytes T. Je voudrais décomposer cette partie ici.

J'imagine qu'il y a beaucoup de gens qui se souviennent que le sang humain est composé de globules rouges, de globules blancs, de plaquettes et de plasma, un composant liquide, qu'ils ont appris en sciences ou en chimie lorsqu'ils étaient étudiants. C'est l'histoire des globules blancs qu'il contient.

Les leucocytes comprennent les lymphocytes, les monocytes (macrophages, cellules dendritiques) et les granulocytes. Les lymphocytes qu'il contient comprennent les lymphocytes T, les lymphocytes B et les cellules tueuses naturelles (NK). Parmi les lymphocytes T, on trouve les lymphocytes T tueurs et les lymphocytes T auxiliaires.

Si vous avez lu jusqu'ici, vous remarquerez que les "cellules T" dont nous avons parlé sont appelées lymphocytes T. Si vous pouvez reconnaître que ce sont les lymphocytes T (cellules T) qui sortent du thymus, vous avez de la chance.

Cellules T auxiliaires et cytokines

Je citerai la description des cytokines produites par les lymphocytes T auxiliaires.

Les cytokines sont des protéines sécrétées par chaque cellule, et comme on les appelle molécules de communication intercellulaire, véhiculent diverses informations et jouent le rôle d'activer ou de calmer les cellules selon les informations.

On sait qu'il existe plusieurs types de cytokines, selon leur structure et leur action. Les interleukines, les interférons et les facteurs de nécrose tumorale sont des cytokines bien connues liées aux cellules cancéreuses et à l'immunité.

Lorsque des cellules cancéreuses sont trouvées, les macrophages et les cellules dendritiques mangent les cellules cancéreuses et leurs cadavres, et en même temps indiquent aux cellules T quel type de cancer s'est développé. Lors de la réception de l'information, les cellules T sont excitées et activées. Les lymphocytes T auxiliaires réveillent les lymphocytes T tueurs, qui sont la force d'attaque, et attaquent les cellules cancéreuses.

Les cytokines interviennent dans cette série de systèmes. IL-2, IL-12, etc. jouent un rôle dans la transmission des stimuli. Un système très dense de cellules immunitaires est souvent mentionné. Mais, grâce aux cytokines, le système fonctionne.

[Références] Le dictionnaire médical définitif pour guérir le cancer, de la dernière médecine moderne aux thérapies alternatives fiables. Dictionnaire complet pour lutter contre le cancer (Superviseur général) Ryoichi Obitsu

Je citerai la description des lymphocytes T auxiliaires.

Les progrès de la recherche immunologique ont révélé de nombreux faits intéressants. L'un d'eux est qu'il existe une "immunité humorale" et une "immunité cellulaire" dans l'immunité.

L'immunité humorale est l'immunité contre les champignons et les bactéries. Les macrophages et les cellules dendritiques absorbent les champignons et les bactéries et transmettent les informations aux cellules T auxiliaires. Il existe deux types de lymphocytes T auxiliaires, et les lymphocytes T auxiliaires de type 2 (Th2) sont activés à ce moment. Th2 sécrète IL-4, IL-5, IL-10, etc. pour stimuler les cellules B et autres.

L'immunité à médiation cellulaire est l'immunité contre les cellules cancéreuses. « Les macrophages et les cellules dendritiques » libèrent de l'IL-12, une cytokine qui active les lymphocytes T auxiliaires de type 1 (Th1) après avoir englouti les cellules cancéreuses. Th1 active les cellules T tueuses et les cellules NK en libérant de l'IL-2 et de l'interféron-γ (IFN-γ).

L'immunité humorale et cellulaire sont en équilibre délicat l'une avec l'autre. Il a été constaté qu'il existe une relation entre les deux cellules, dans laquelle si l'une est trop élevée, l'autre est supprimée. En d'autres termes, pour que l'immunité à médiation cellulaire, qui attaque les cellules cancéreuses, fonctionne suffisamment, l'action de l'immunité humorale doit être supprimée.

L'immunité a été décrite en termes d'"augmentation" et de "diminution" dans son ensemble sans distinction entre "humorale" et "cellulaire". Cependant, après une étude plus approfondie, il est devenu clair qu'il existe un équilibre délicat.

Même si l'immunité est renforcée, il est inutile de traiter le cancer à moins que l'immunité à médiation cellulaire ne soit renforcée.

Pour cela, il est nécessaire de favoriser la production de cytokines telles que l'IL-12 et l'IFN-γ.

[Références] Le dictionnaire médical définitif pour guérir le cancer, de la dernière médecine moderne aux thérapies alternatives fiables. Dictionnaire complet pour lutter contre le cancer (Superviseur général) Ryoichi Obitsu

Je pensais "Hmm" en lisant.

Quand vous voyez un terme technique, vous avez tendance à vous en éloigner avant de le lire, mais ce que je dis est simple. Notre corps humain acquiert une immunité humorale contre les maladies fongiques et bactériennes en stimulant les cellules B via les cellules T auxiliaires de type 2.

De plus, contre les maladies causées par les cellules cancéreuses et les cellules infectées par des virus (coronavirus et rhumes), l'immunité à médiation cellulaire est acquise en activant les cellules T tueuses et les cellules NK via l'augmentation des cellules T auxiliaires de type 1.

Ces deux fonctions immunitaires fonctionnent en maintenant un équilibre parfait, et si l'une augmente, l'autre est supprimée.

De cela, nous pouvons voir que les cellules T jouent un rôle central dans le contrôle du système immunitaire.

J'espère que vous pouvez comprendre que c'est le point clé.

On sait que les lymphocytes T sont fabriqués à partir du thymus. Si le thymus peut être activé pour fournir un approvisionnement stable en lymphocytes T, il sera possible d'acquérir une immunité bien équilibrée contre les maladies fongiques et bactériennes, ainsi que contre le cancer et les maladies cellulaires infectées par des virus (coronavirus et rhume).

Nous pouvons voir que le cancer, le corona (froid) et la plupart des maladies dépendent des cellules T générées à partir du thymus. On peut en déduire que si nous pouvons activer le thymus, il n'y aura rien à craindre.

Nerfs autonomes

Nous avons étudié la fonction immunitaire centrée sur le système nerveux autonome. Je cite le matériel de recherche.

Les nerfs autonomes sont à l'origine des nerfs qui contrôlent les fonctions du cœur, du tractus gastro-intestinal, du système respiratoire, des vaisseaux sanguins et des glandes sudoripares. C'est ce qu'on appelle le système nerveux autonome parce qu'il fonctionne indépendamment sans recevoir de commandes du cerveau. Même pendant le sommeil, lorsque le cerveau se repose, le cœur continue de fonctionner sans repos grâce au contrôle du système nerveux autonome.

Le système nerveux autonome est constitué des systèmes nerveux sympathique et parasympathique, qui ont des fonctions opposées. Le système nerveux sympathique devient dominant pendant l'exercice et la tension, augmentant le rythme cardiaque, resserrant les vaisseaux sanguins et mettant le corps dans un état actif. Les nerfs parasympathiques, quant à eux, sont dominants au repos, ralentissant le rythme cardiaque et dilatant les vaisseaux sanguins. En travaillant les nerfs parasympathiques, l'esprit et le corps sont détendus, et la sécrétion des sucs digestifs et la défécation sont sollicitées.

Les globules blancs sont l'un des composants importants du sang avec les globules rouges. Les globules rouges transportent les nutriments et l'oxygène vers les cellules et éliminent les déchets et le dioxyde de carbone.

D'autre part, les globules blancs agissent pour protéger le corps contre les infections et le cancer. Le rapport est de 1 globule blanc pour 1000 globules rouges.

En regardant le contenu des globules blancs, chez une personne en bonne santé, environ 60% sont des granulocytes et environ 40% sont des lymphocytes.

Les granulocytes mangent et traitent des substances étrangères de taille relativement importante telles que les champignons, E. coli, les cellules mortes et les moisissures. A ce moment, des substances à fort pouvoir oxydant (oxygène actif) sont libérées pour détruire les substances étrangères. L'oxygène actif est fortement impliqué dans le développement et la croissance du cancer.

Les lymphocytes sont actifs dans l'élimination de petites substances étrangères telles que les virus. Lorsque les lymphocytes reconnaissent les substances étrangères comme des « antigènes », ils produisent des protéines appelées « anticorps » et agissent pour détoxifier les substances étrangères. Les types de lymphocytes comprennent les cellules tueuses naturelles (NK), les cellules T et les cellules B.

Il existe une relation étroite entre les nerfs autonomes et les globules blancs.

Les nerfs autonomes sécrètent des neurotransmetteurs à partir des terminaisons nerveuses pour réguler la fonction des organes internes. L'adrénaline est libérée des nerfs sympathiques et l'acétylcholine est libérée des nerfs parasympathiques, qui commandent aux organes internes d'induire la tension et la relaxation.

L'adrénaline rend l'esprit et le corps tendus. Augmente la fréquence cardiaque et resserre les vaisseaux sanguins. À l'inverse, l'acétylcholine détend l'esprit et le corps. Il favorise également la digestion, l'absorption et l'excrétion.

Les granulocytes et les lymphocytes, qui sont des globules blancs, réagissent différemment à l'adrénaline et à l'acétylcholine. Les granulocytes sont activés par l'adrénaline et inhibés par l'acétylcholine. Les lymphocytes sont à l'opposé.

En d'autres termes, lorsque les nerfs sympathiques deviennent tendus, l'adrénaline est sécrétée et les granulocytes réagissent. Lorsque le nerf parasympathique devient dominant, l'acétylcholine est sécrétée et les lymphocytes réagissent. Réagir signifie activer et augmenter en nombre.

Les granulocytes sont des cellules qui attaquent des substances étrangères relativement importantes qui ont envahi de l'extérieur. Il a un schéma d'attaque qui attrape et fond. A cette époque, l'oxygène actif est utilisé comme une arme.

L'oxygène réactif est un oxygène si instable qu'il vole des électrons aux molécules environnantes afin de le stabiliser. Les molécules dont les électrons ont été privés subissent un phénomène appelé oxydation et perdent leur activité d'un seul coup. Il va rouiller et s'effondrer. En utilisant cette propriété, les granulocytes traitent les substances étrangères.

Lorsque le système nerveux sympathique devient tendu et que le nombre de granulocytes augmente, la quantité d'oxygène actif augmente également. Normalement, l'oxygène actif est éliminé par les enzymes, mais l'oxygène actif généré au-delà de la capacité des enzymes attaquera quel que soit l'environnement. Les cellules sont oxydées et l'ADN est endommagé. Cela conduit à la carcinogenèse cellulaire. Il provoque également la croissance des cellules cancéreuses.

L'oxygène actif est également généré par la respiration et le métabolisme cellulaire. Cependant, on dit que l'oxygène actif émis par les granulocytes représente une proportion considérable. En d'autres termes, plus il y a de granulocytes, plus le cancer est susceptible de se développer.

Pour le traitement du cancer, il vaut mieux ne pas augmenter les granulocytes. Une augmentation des granulocytes signifie une diminution relative des lymphocytes.

À mesure que les granulocytes augmentent, les cellules deviennent cancéreuses à cause de l'oxygène actif, et à mesure que les lymphocytes, qui éliminent les cellules cancéreuses, diminuent, l'immunité s'affaiblit. Par conséquent, on peut dire qu'une augmentation des granulocytes est le meilleur environnement pour la survie des cellules cancéreuses.

En d'autres termes, pour guérir le cancer, il est nécessaire de réduire le nombre de granulocytes qui génèrent de l'oxygène actif et d'augmenter le nombre de lymphocytes qui tentent d'éliminer le cancer, créant ainsi un environnement dans lequel les cellules cancéreuses ne peuvent pas survivre.

Facteurs qui causent le cancer.

• Manque de sommeil

C'est bien si vous avez une bonne nuit de sommeil, mais pour les personnes qui continuent à travailler avec 3 à 4 heures de sommeil, le nombre de granulocytes va augmenter anormalement, la quantité d'oxygène actif va augmenter, et l'oxydation des cellules va progresser.

• soucis du coeur

Le stress tel que l'anxiété, l'inquiétude et la tristesse est détecté dans le système limbique du cerveau et transmis à l'hypothalamus.

L'hypothalamus est un endroit qui contrôle le système nerveux autonome et endocrinien. Lorsque l'hypothalamus reçoit un stimulus de stress, il sécrète de l'adrénaline et de la noradrénaline, créant un état de tension nerveuse sympathique.

En conséquence, votre rythme cardiaque et votre respiration s'accélèrent, et votre tension artérielle augmente. Nous savons tous que l'anxiété fait battre votre cœur plus vite.

En augmentant le nombre de granulocytes, en diminuant le nombre de lymphocytes et en altérant la circulation sanguine, il crée un environnement propice au développement et à la prolifération du cancer.

Afin de supprimer la croissance des cellules cancéreuses et de les amener au traitement, il est nécessaire d'augmenter les lymphocytes et de renforcer l'immunité. Les lymphocytes peuvent être augmentés en rendant les nerfs parasympathiques dominants.

[Références] Le dictionnaire médical définitif pour guérir le cancer, de la dernière médecine moderne aux thérapies alternatives fiables.
Dictionnaire complet pour lutter contre le cancer
(Superviseur général) Ryoichi Obitsu

Que sont les granulocytes

C'est un terme général pour les globules blancs qui ont des "granules" contenant des composants à action bactéricide dans les cellules. Ils sont divisés en trois types : les neutrophiles, les éosinophiles et les basophiles.

[Référence] Page d'accueil du National Cancer Center

Je pensais "Hmm" en lisant.

J'ai pensé que ce serait bien de penser que les nerfs sympathiques et les nerfs parasympathiques travaillent ensemble tout en s'équilibrant, tout comme deux types de lymphocytes T auxiliaires.

Vous voulez probablement les deux. Je l'ai interprété comme une exigence pour vivre une vie équilibrée. Je pense que si vous essayez de dormir avec le système nerveux sympathique dominant pendant la journée et de dormir avec le système nerveux parasympathique dominant la nuit, vous aurez un cycle de vie bien équilibré.

Et jusqu'à présent, il n'y avait aucun changement par rapport à l'enquête jusqu'à présent, mais finalement je l'ai trouvé. Comment puis-je montrer que mon immunité a augmenté ? Quel est l'objet d'évaluation qui peut être jugé ? Comment puis-je obtenir les données numériques? J'ai trouvé les critères pour ça.

Critères d'évaluation de l'immunothérapie autonome.

Le traitement est effectué en vérifiant le nombre de lymphocytes et le pourcentage de globules blancs pour confirmer l'effet.

Dans le cas d'une personne en bonne santé, 1 m²

(millimètre cube) de sang contient environ 2 300 à 2 600 lymphocytes.

Environ 2 000 est la limite inférieure, et on dit que si le nombre est inférieur à cela, le système immunitaire sera affaibli et les gens deviendront plus sensibles aux maladies.

Pour les patients atteints de cancer, 1500 est assez bon. 1500 ou moins. Environ 1000 si vous recevez un traitement tel que des médicaments anticancéreux. On dit qu'il y a des cas où il est inférieur à cela.

Le but de l'immunothérapie autonome est de « restaurer » le nombre de lymphocytes à environ 2000. Lorsqu'elle dépasse 2000, la force immunitaire gagne progressivement en force.

[Références] Le dictionnaire médical définitif pour guérir le cancer, de la dernière médecine moderne aux thérapies alternatives fiables. Dictionnaire complet pour lutter contre le cancer (Superviseur général) Ryoichi Obitsu

Je voulais ça. Cette. ce que je voulais savoir.

J'ai réalisé que je devais évaluer comment utiliser l'énergie de l'amour et de l'amitié sur cette base.

Si vous lisez ceci et que vous avez un patient atteint de cancer près de vous, cela vaut la peine d'essayer d'utiliser l'énergie de l'amour et de l'amitié dès que possible.

A partir de maintenant, je voudrais poursuivre mes propres recherches. Cependant, ce n'est pas quelque chose qui peut produire des résultats tout de suite.

Parce qu'il n'est médicalement approuvé que s'il est approuvé par ce qu'on appelle un essai clinique.

Par conséquent, ce n'est pas quelque chose qui peut être réalisé du jour au lendemain.

Résumé de Thymus

Existe-t-il une base médicale pour utiliser l'énergie de l'amour et de l'amitié ? Je vais répondre à cette question. Il est un fait que certains scientifiques médicaux en sont venus à s'attendre à ce que le pouvoir de l'amour ait un effet sur le système immunitaire. De plus, il y a un fait que le thymus, le principal organe qui contrôle la fonction immunitaire humaine, est caché au centre du cœur. De cela, nous concluons qu'il y a place pour de nouvelles recherches.

De plus, il y a un problème ouvert. Il n'a pas été confirmé médicalement qu'en utilisant l'énergie de l'amour et de l'amitié, le thymus est stimulé, affectant les cellules T qui contrôlent la fonction immunitaire et augmentant la fonction immunitaire humaine.

Tâches futures. Vous pouvez prélever des échantillons de sang avant et après avoir utilisé l'énergie de l'amour et de l'amitié pour voir dans quelle mesure cela affecte votre système immunitaire. Vous pouvez également étudier l'effet que vous pouvez obtenir en examinant les résultats de l'utilisation continue de l'énergie de l'amour et de l'amitié pendant six mois à trois ans. En regardant les résultats de l'enquête, j'espère qu'il sera médicalement prouvé qu'il s'agit d'une méthode pour renforcer l'immunité.

Si les résultats attendus peuvent être obtenus, on suppose qu'il existe une possibilité cachée qu'il puisse être utilisé dans le traitement du cancer en combinaison avec les méthodes de traitement existantes.

S'il est prouvé qu'il existe des preuves médicales et des preuves scientifiques sur la façon d'utiliser l'énergie de l'amour et de l'amitié, cela aidera à soulager l'anxiété des personnes vivant dans la préfecture de Fukushima qui ont peur du cancer. J'espère que ce sera possible.

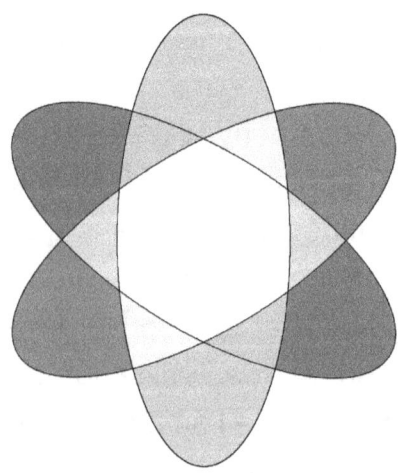

Une histoire sur l'expérience de l'activation du thymus

Il y a des choses auxquelles je pense après avoir vécu une expérience de courant ascendant (ascension) et une expérience d'éveil.

L'un des phénomènes qui se produit autour du point culminant de l'ascension est l'activation du thymus. L'activation du thymus se produit à un niveau qui peut être ressenti à travers la peau.

Si je devais mettre des mots sur le phénomène à ce moment-là, je dirais que j'ai ressenti un corps énergétique qui ressemblait à un papillon ou à une charnière au centre de mon cœur, ou légèrement au-dessus de mon cœur. Vous pourriez l'appeler des ailes. Il n'est peut-être pas exagéré de le décrire comme un oiseau d'un soleil brûlant.

Lorsque j'ai ressenti la sensation du thymus, j'ai été associé au mot "petit 4". Je me souviens des sentiments que j'avais quand j'étais en quatrième année, et j'ai l'impression que les sentiments que j'avais à l'époque étaient les plus corrects. Et je pense que c'est le meilleur. Je me suis souvenu. C'est ce que je ressentais à l'époque où la différence entre les hommes et les femmes n'était pas si grande.

Il semble que le moment où le thymus est le plus activé dans sa vie culmine autour de la quatrième année du primaire. On dit que le thymus continuera à s'atrophier toute la vie, avec un pic en 4e primaire, jusqu'à l'âge de 70 ans. Si vous convertissez "4e année" en âge, c'est 10 ans.

[Référence] wikipédia
https://ja.wikipedia.org/wiki/%E8%83%B8%E8%85%BA

En y repensant, à peu près au moment où j'ai passé la quatrième année de l'école primaire, la différence entre les hommes et les femmes a commencé à apparaître, à la fois physiquement et mentalement.

Cela m'a fait penser à de bons souvenirs.

A cette époque, je me souviens que même si j'étais blessé, ça guérissait bien. C'était grâce au thymus. Je me suis souvenu.

De plus, lorsque le thymus est activé par l'expérience du courant d'air ascendant (ascension) et l'expérience d'éveil, vous pouvez vous sentir comme si vous aviez retrouvé l'esprit d'un enfant.

C'est un sentiment que vous pouvez vraiment goûter au sentiment de l'enfance.

Vous pouvez dire que c'est un cœur innocent, ou vous pouvez dire que c'est un sentiment de profiter de tout, c'est un sentiment très bon et riche que vous êtes toujours heureux et que vous vous amusez et que vous souriez toujours.

Si vous n'êtes pas satisfait de la société moderne et avez le sentiment d'être non récompensé ou non sauvé, pourquoi n'éprouvez-vous pas ce sentiment une fois ?

Lorsque vous pourrez profiter de ce sentiment, votre perspective et votre façon de penser seront renouvelées et vous pourrez vivre avec satisfaction. J'apprécierais si vous pouviez transformer votre vie en une telle vie.

Vu des résultats des tests sanguins. des faits à la surface et des faits à l'arrière

Pour un moment de joie, je vais relever les chiffres qui ont été vus dans le test sanguin. Données historiques sur les tests sanguins

採取日付 採取時間 伝票名	2016/05/10	2022/02/16 検体検査	2022/03/09 検体検査	2022/05/18 検体検査
WBC	6120	5240	5450	6780
RBC	563	550	565	552
Hgb	16.0	16.3	16.6	15.5
Hct	47.0	49.0	49.7	46.8
MCV	83	89	88	85
MCH	28.4	29.6	29.4	28.1 L
MCHC	34.0	33.3	33.4	33.1
PLT	24.9	31.9	34.7	37.9
白血球像				
Baso	0.3	0.6	0.7	0.6
Eosino	7.7 H	4.4	8.4 H	3.4
Stab				
Seg				
Neutro	62.3	53.4	46.0	62.7
Lympho	18.8	35.7	39.6	26.7
Mono	10.9 H	5.9	5.3	6.6
その他1	0.0	0.0	0.0	0.0
その他2	0.0	0.0	0.0	0.0
EBL		0.0	0.0	0.0
リンパ球（実数）	1150.0 L	1870.0 L	2160.0	1810.0 L
好中球（実数）	3810.0	2800.0	2500.0	4250.0
LD/IFCC		148	142	153
CK	83	436 H	90	166
BUN	15.3	11.6	11.9	18.0
CRE	0.91	0.93	0.91	0.84
UA		6.7	5.8	6.0
Na	142	142	142	142
K	3.9	3.9	3.7	3.7
Cl	102	106	105	104
HDL-C		43	40	38 L
LDL-C		172 H	195 H	197 H

Le 16 février 2022 est le jour où on m'a demandé de me soumettre à nouveau à un contrôle médical pour la première fois et je l'ai reçu à mon hôpital familial. Ce jour-là, il a subi un échocardiogramme du cœur et a été diagnostiqué comme n'ayant aucune anomalie. À ce moment-là, on m'a dit que mon taux de LDL-C, appelé cholestérol LDL, était élevé et que je devais essayer de le réduire.

Le 9 mars 2022, ce jour est le 1 jour d'observation transitoire. Vous pouvez voir les chiffres empirer. À cette époque, j'avais renoncé à l'alcool, qui était ma routine quotidienne, depuis un mois, alors je pensais que ça irait. Cependant, les résultats sortent, et je vais être invité à changer mon état d'esprit. Puis, sur les conseils d'un nutritionniste, j'ai pris l'habitude de faire de l'exercice modéré et de la marche, et j'ai également adopté une diététique.

Le 18 mai 2022, cette journée est la deuxième journée d'observation transitoire. Personnellement, j'étais confiant, mais les résultats étaient encore pires, pourquoi ? Pourquoi? C'est un résultat dont je n'étais pas satisfait. Cependant, même si les résultats des tests sanguins se détérioraient, j'avais perdu beaucoup de poids, alors mon médecin m'a dit: "Je vois des signes de vos efforts, alors observons les progrès sans prescrire de médicament."

La journée s'est terminée avec l'histoire que je reverrai le médecin dans 3 mois.

Aussi, grâce aux conseils d'une nutritionniste, on m'a appris à cuisiner des "nouilles instantanées en sachet". Jusque-là, les nouilles étaient bouillies avec la soupe et les ingrédients (chou, etc.) et consommées telles quelles. La méthode proposée consistait à faire bouillir les nouilles séparément de la soupe et à égoutter l'eau chaude. Quand je l'ai essayé, ce ramen riche s'est transformé en un ramen léger. Je me souviens d'avoir soudainement été motivé.

De plus, j'ai changé ma méthode de marche, passant de la marche autour du terrain de baseball dans le parc des sports à la marche tout en observant le paysage. Par exemple, j'ai commencé par concevoir un moyen de marcher jusqu'à la bibliothèque, de me rafraîchir dans la bibliothèque, de lire un livre et, quand je me sentais mieux, de reprendre la marche et de rentrer chez moi. Marcher en rond autour du même endroit est ennuyeux car cela n'a aucun but, mais j'ai réalisé que marcher avec la motivation de lire un livre peut être étonnamment agréable.

Plus précisément, j'ai essayé de me motiver en me récompensant. Par exemple, si vous pouvez marcher jusqu'à la bibliothèque, récompensez-vous avec un verre de jus d'ananas.

10 août 2022

Et le 10 août 2022, qui a été pleinement salué. J'ai obtenu des résultats. Si vous observez l'endroit où le cholestérol LDL est écrit, vous verrez que la valeur du cholestérol LDL diminue.

No	検査項目	結果	下限値	上限値	コメント	コメント2	単位名称
1	白血球数	5590	3500	9700			/MCL
2	赤血球数	533	M438	577			マン/MCL
3	血色素量	15.0	M13.6	18.3			G/DL
4	ヘマトクリット	46.2	M40.4	51.9			%
5	MCV	87	M 83	101			FL
6	MCH	28.1	M28.2	34.7	L		PG
7	MCHC	32.5	M31.8	36.4			%
8	血小板数	29.9	14.0	37.9			マン/MCL
9	白血球像						
10	好塩基球	0.5	0.0	2.0			%
11	好酸球	5.0	0.0	7.0			%
12	桿状核球		0.0	19.0			%
13	分葉核球		27.0	72.0			%
14	好中球	45.2	42.0	74.0			%
15	リンパ球	42.9	18.0	50.0			%
16	単球	6.4	1.0	8.0			%
17	その他1	0.0		0.0			%
18	その他2	0.0		0.0			%
19	赤芽球	0.0		0.0			/100WBC
20	リンパ球（実数）	2400.0		GT 2000			/MCL
21	好中球（実数）	2520.0					/MCL
22	LD/IFCC	136	120	245			U/L
23	CK	109	M 50	230			U/L
24	尿素窒素	14.6	8.0	20.0			MG/DL
25	クレアチニン	0.93	M 0.65	1.09			MG/DL
26	尿酸	6.7	M 3.6	7.0			MG/DL
27	ナトリウム	142	135	145			MEQ/L
28	カリウム	4.1	3.5	5.0			MEQ/L
29	クロール	108	98	108			MEQ/L
30	総コレステロール	212	150	219			MG/DL
31	中性脂肪	206 H	50	149			MG/DL
32	HDLコレステロール	40	M 40	80			MG/DL
33	LDLコレステロール	155 H	70	139			MG/DL

Cependant, il y a une mise en garde. Question posée par une nutritionniste. Quel type de boisson buvez-vous lorsque vous marchez ? On m'a demandé, alors j'ai immédiatement répondu au jus d'ananas. Un nutritionniste a déclaré. "C'est ce qui l'a causé." J'étais tellement surpris que mes yeux se sont écarquillés. le sourire.

Apparemment, lorsque vous buvez des boissons sucrées, les "graisses neutres" augmentent. Un nutritionniste m'a gentiment conseillé : "Il peut être difficile d'arrêter complètement de boire du jus d'ananas comme moyen de réhydratation en marchant, alors s'il vous plaît alternez la consommation avec du thé vert ou du thé d'orge."

Jusqu'à présent, nous parlons du monde visible. A partir de maintenant, je vais vous parler d'une histoire qui bouleverse le bon sens.

À partir du 10 juillet 2019, j'ai été initié à Crystal Healing, et en le faisant presque tous les jours, j'ai vécu un courant ascendant (ascension) six mois plus tard. Depuis lors, presque tous les jours, j'ai passé des jours d'« ascension ». Vers la mi-mai 2022, j'ai eu une expérience d'éveil avec la peur. Dans le processus de passage à l'expérience d'éveil, il m'est arrivé d'avoir un test sanguin.

Voyons maintenant les résultats de la prise de sang du 18 mai 2022.

Résultats des tests sanguins du 18 mai 2022

No	検査項目	結果	下限値	上限値	コメント	コメント2	単位名称
1	白血球数	6780	3500	9700			/MCL
2	赤血球数	552	M438	577			マン/MCL
3	血色素量	15.5	M13.6	18.3			G/DL
4	ヘマトクリット	46.8	M40.4	51.9			%
5	MCV	85	M 83	101			FL
6	MCH	28.1 L	M28.2	34.7			PG
7	MCHC	33.1	M31.8	36.4			%
8	血小板数	37.9	14.0	37.9			マン/MCL
9	白血球像						
10	好塩基球	0.6	0.0	2.0			%
11	好酸球	3.4	0.0	7.0			%
12	桿状核球		0.0	19.0			%
13	分葉核球		27.0	72.0			%
14	好中球	62.7	42.0	74.0			%
15	リンパ球	26.7	18.0	50.0			%
16	単球	6.6	1.0	8.0			%
17	その他1	0.0		0.0			%
18	その他2	0.0		0.0			%
19	赤芽球	0.0		0.0			/100WBC
20	リンパ球（実数）	1810.0 L			GT 2000		/MCL
21	好中球（実数）	4250.0					/MCL
22	LD/IFCC	153	120	245			U/L
23	CK	166	M 50	230			U/L
24	尿素窒素	18.0	8.0	20.0			MG/DL
25	クレアチニン	0.84	M 0.65	1.09			MG/DL
26	尿酸	6.0	M 3.6	7.0			MG/DL
27	ナトリウム	142	135	145			MEQ/L
28	カリウム	3.7	3.5	5.0			MEQ/L
29	クロール	104	98	108			MEQ/L
30	総コレステロール	241 H	150	219			MG/DL
31	中性脂肪	125	50	149			MG/DL
32	HDLコレステロール	38 L	M 40	80			MG/DL
33	LDLコレステロール	197 H	70	139			MG/DL

À ce stade, je n'ai pas encore eu d'expérience d'éveil. Cependant, il ne fait aucun doute qu'il s'agissait d'un processus de transition vers une expérience d'éveil. Je me souviens que j'étais au milieu d'une soi-disant expérience effrayante. Pour être précis, le 27 mai 2022, je suis désespéré et je compte sur l'hôpital. Vers le 21 mai 2022, il existe des preuves qu'un coupon de clôture a été émis qui a décidé de fermer le magasin de pierre naturelle qui vendait en ligne à ce moment-là, donc l'histoire de "Kagome" est probablement apparue à l'époque.

Je peux seulement dire que c'est un miracle qu'il existe un document sanguin de cette époque. J'ai fait une prise de sang au bon moment. Je suis toujours reconnaissant pour le système de bilan de santé.

En fait, lorsqu'on me demande quand j'ai eu mon expérience d'éveil, honnêtement, je ne sais pas quand j'ai eu mon expérience d'éveil. Je pense que c'était vers début juin 2022.

La raison pour laquelle cette précieuse expérience est devenue ambiguë est que lors de la transition vers l'expérience d'éveil, j'étais vraiment en train de tout lâcher prise. J'ai aussi fermé la boutique de pierres naturelles que j'avais commencée avec 2 millions de yens. Tous les livres qui ont été publiés jusqu'à présent ont été abandonnés. Jusque-là, je postais des articles tous les jours, mais j'ai complètement supprimé mon compte. Par conséquent, il n'y a pas d'enregistrements. En conséquence, la date et l'heure de l'expérience d'éveil deviennent un fragment de mémoire et deviennent ambiguës.

En fait, c'était déroutant à l'époque.

Parce que j'étais même réticente à parler de "guérison" aux gens. Je pensais qu'il valait mieux ne pas enseigner si j'allais vivre une expérience aussi douloureuse. En premier lieu, je ne sais même pas s'il y a des gens qui veulent des expériences d'ascension et d'éveil. Je pensais que si c'était juste mon auto-satisfaction, je devrais arrêter de leur dire.

Cependant, après cette expérience, mon corps est revenu à la normale, mon esprit est devenu sain et j'ai fait une découverte inattendue. Une sensation thymique qui se produit dans le processus de transition vers une expérience d'éveil. Quand j'ai commencé à penser que peut-être quelqu'un dans le monde pourrait être sauvé si j'enseignais la guérison en utilisant ce sens du thymus, c'est devenu la force motrice pour enseigner la guérison.

Le thymus joue un rôle central dans la fonction immunitaire humaine, et on sait maintenant qu'il s'agit d'un organe qui mûrit les cellules T (lymphocytes T) qui protègent le corps contre la couronne et le cancer. Je ne peux pas m'empêcher de penser que si nous pouvons activer le thymus, nous pouvons dire que nous pouvons renforcer et améliorer la fonction immunitaire humaine.

Ce n'est qu'après avoir réalisé cela que j'ai pu ouvrir le Thymus Activation Healing au public.

De plus, le 19 juillet 2022, il y avait un patient corona positif à la maison, et j'ai été mis en quarantaine pendant environ une semaine selon les instructions du centre de santé publique.

À ce moment-là, j'ai essayé de voir ce qui se passerait si je faisais une guérison par activation du thymus. J'avais moi-même des symptômes qui irritaient ma gorge, mais je n'avais aucun symptôme comme de la toux ou de la fièvre, et j'ai pu passer une semaine de quarantaine en toute sécurité.

Je ne sais pas s'il est arrivé que je n'aie pas attrapé le coronavirus ou à cause de la guérison par l'activation du thymus, mais j'ai pu échapper à la difficulté.

De plus, lorsque j'ai enseigné la guérison par l'activation du thymus aux patients corona-positifs et que j'ai observé leurs progrès, ils ne sont pas devenus graves. Bien sûr, je pense que c'était grâce au médicament, mais j'ai reçu un rapport post-mortem d'un patient corona positif indiquant qu'il se sentait mieux après avoir effectué la guérison par activation du thymus.

Soit dit en passant, toute ma famille est composée de personnes rares et non vaccinées. Même dans un tel environnement, les symptômes sont légers.

Après cette expérience, je suis allé à l'hôpital le 10 août 2022 et j'ai subi un test sanguin.

Si vous comparez les résultats d'un test sanguin miraculeusement effectué au cours du processus de transition vers l'expérience d'éveil et les résultats d'un test sanguin après avoir vaincu "Corona" grâce à l'expérience d'éveil, vous verrez des résultats intéressants.

18 mai 2022 (avant l'expérience d'éveil)
Numération lymphocytaire (nombre réel) 1810.0 /MCL
Neutrophiles (nombre réel) 4250.0/MCL

10 août 2022 (après l'expérience d'éveil)
Nombre de lymphocytes (nombre réel) 2400,0 /MCL
Neutrophiles (nombre réel) 2520.0/MCL

Bien sûr, étant donné que le pollen et les moisissures se développent en mai, il y aura des changements saisonniers dans les chiffres. Cela ne signifie pas nécessairement que c'est bon si le nombre de lymphocytes augmente, mais il faut qu'il soit en équilibre.

En effet, lorsque le nombre de lymphocytes est anormalement élevé, il est suspecté d'être une maladie, et lorsque le nombre de lymphocytes est anormalement bas, il est suspecté d'être une maladie.

Par conséquent, il n'est pas nécessairement vrai que plus la quantité est importante, mieux c'est, mais il est important qu'elle soit bien équilibrée et activée.

Par conséquent, je suis conscient qu'il n'est pas possible de juger que le thymus est activé à partir de cette valeur. Je pense que les chiffres sont bons en conséquence. Je suis en bonne santé maintenant.

De plus, je suis conscient de la situation actuelle selon laquelle aucune méthode n'a été trouvée pour évaluer si le thymus a été activé par la guérison par activation du thymus. Je commence à me demander comment je peux évaluer que le thymus est activé.

Je peux voir la réponse, mais comment le prouver est un mystère.

Je suis convaincu que ce sera un problème pour l'avenir.

EN CONCLUSION

Si vous pratiquez comment utiliser l'énergie en utilisant l'amour et l'amitié présentés dans la partie principale, après environ 3 à 6 mois, un courant ascendant (ascension) se produira comme un dragon montant vers votre cœur.

Lorsque la première ascension s'est produite, j'ai été étonné. Vous réaliserez à quel point il est merveilleux d'utiliser l'énergie de l'amour et de l'amitié.

J'en suis venu à croire que l'ascension était une vraie chose, une vraie histoire.

Et à la suite de la poursuite du courant ascendant, le courant ascendant se déplace du cœur vers l'arrière de la gorge.

De plus, au fur et à mesure que vous poursuivez le courant ascendant (ascension), vous vous déplacerez dans le crâne. Pour l'instant, c'est du pur plaisir. Je me sentais bien et j'étais heureux.

Cependant, dans mon exemple, après 2 ans et 10 mois de pratique de l'utilisation des énergies d'Amour et d'Amitié, l'Ascension se déplace dans le crâne.

Et au milieu de l'avancée vers le haut de la tête, des tourments infernaux sont apparus.

C'est complètement différent du plaisir jusque-là, et je vais souffrir. Cela a évolué vers une ascension qui a partagé des joies et des peines avec des frissons, des frissons, des peurs et des angoisses.

L'expérience d'éveil qui s'ensuit est décrite en détail dans ce livre. Veuillez lire ce livre encore et encore.

Enfin, je vous parlerai de la guérison par l'activation du thymus.

Cicatrisation pour activer le thymus

J'ai quelque chose à te dire. Tout d'abord, placez votre pouce gauche sur votre clavicule gauche et votre index gauche sur votre clavicule droite. Placez votre pouce droit au-dessus de votre index gauche et votre index droit au-dessus de votre pouce gauche.

Ce n'est pas exact, mais imaginez que le thymus est à peu près là.

Concentrez-vous sur votre respiration. Dites-le mentalement en expirant.

Je te donne amour et amitié.
"Je vous aime."
"Je suis ami avec toi."

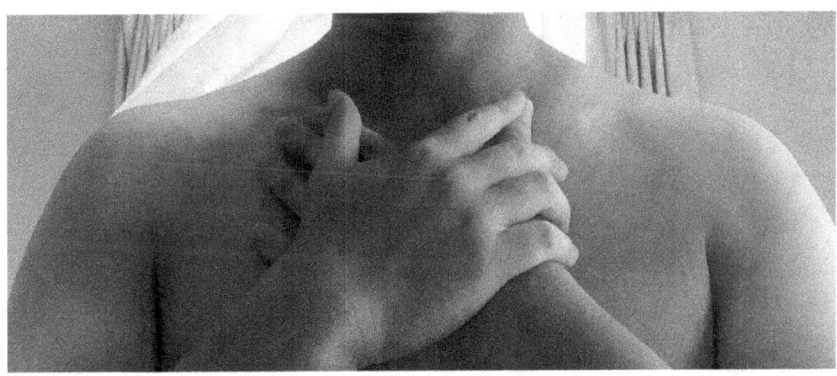

S'il vous plaît, ne le dites pas à haute voix, mais chuchotez dans votre cœur. Répétez cela à chaque respiration. Si vous avez le temps maintenant, faites de la méditation.

Est-ce que l'un d'entre vous peut ressentir l'énergie d'amour et d'amitié qui émane de son cœur ? Ou vous pouvez être capable de voir quelque chose avec votre esprit : des images et des visions, des sons et de la musique, des vidéos et des histoires.

Si vous avez de telles sensations et sentiments, ne vous retenez pas et demandez-leur de vous en montrer plus. C'est la preuve que l'être intérieur qui est inhérent à votre moi est en mouvement.

Notez également ce qui s'est passé avant de l'oublier.

Mon livre est fait à partir de ce mémo.

www.ingramcontent.com/pod-product-compliance
Lightning Source LLC
Chambersburg PA
CBHW050001230526
45465CB00003BB/1211